すべて

＼血流コントロールの名医が教える／

わずか1分でできる

「すごい血流改善法」

医師　富永喜代

アスコム

はじめに

いきなりですが、みなさんに質問です。
突然病気になる人とならない人、何が違うのでしょう。
お酒やタバコ？　運動不足？　肥満？　遺伝？　それとも運……？

それはズバリ、「血流」です。

なぜそこまで言い切れるのか。
これからそれを、ご説明させていただきます。

血流をよくすれば、病気が逃げていく

きっとあなたも、血流がよい＝健康、というイメージはお持ちではないでしょうか。

でもそれが「すべて」だなんて、本当かな？　と思うかもしれませんね。

私は麻酔科医として、２万人超の臨床麻酔実績を持っています。４８６ｇの低出生体重児から１０４歳の胃がん手術の方まで全身のコントロールを行い、体の循環を長年にわたって研究、治療してきました。

その経験から、血流がよくなると、**高血圧や高血糖、心筋梗塞、脳梗塞などの血管が詰まる病気を遠ざけ、腰痛、ひざ痛、肩こりなどの痛みをやわらげ、ストレス軽減、認知症までも予防する、**と考えています。

つまり、「病気になりたくなければ、血流をよくしなさい」ということなんです。

では、なぜ血流がよいと病気を遠ざけることができるのでしょうか？

それは、血液が人間の体にある37兆個の細胞一つひとつに酸素と栄養を送り届ける働きをしているからです。

血流がよくめぐれば、髪の毛よりも細い毛細血管の先の先、体のすみずみに至るまで酸素と栄養が行き届き、**細胞が元気になっていく**。すると、体も心も元気で満ちていられます。

血液は、あなたの細胞の必需品なんです。

それだけ大切なのに、「血流がいい」ということはなかなか実感することができません。

全力で跳んだり、走ったりしないかぎり、ふだんの暮らしの中でドックン！　ドックン！　という血液の流れを自覚することはありませんよね。病院に行って検査でもしないかぎり、自分では血流がいいのか、悪いのかわかりません。

「血流がよくなる瞬間」を体感しましょう！

ところが、とてもかんたんな体操を行うことで、**「あ、今、血流がよくなった！」**と感じることができるんです。

難しい話はさておき、まずはあなたにも血流アップを体感してもらいたいと思います。私が開発した5種類の「1分間血流アップ体操」のひとつ、その名も「指先ピーン体操」（74ページ参照）です。

手順はかんたん。

まず、両腕を肩の高さに上げて、ひじをグッと後方に引きます。つぎに勢いよく前へ、肩甲骨から肩全体をつかって、肩、ひじ、手首、指先まで伸ばすように、グ――ッと突き出していきましょう。

「ハンドパワー！」という具合に、手のひらをパーに開き、そのまま指先をピ――ンッと伸ばします。ピーンと伸ばした状態のまま、10秒キープ。

このとき、ゆっくりと息を吐きます。フ――ッ！

吐ききったなーと思ったら、伸ばしていた指先も、腕もダラーンと下げちゃいましょう。力を入れていた手先を、一気に脱力するわけです。この動きで、トータル1分。


はい。これでおしまい。

じゃあ、本を置いてやってみましょう！

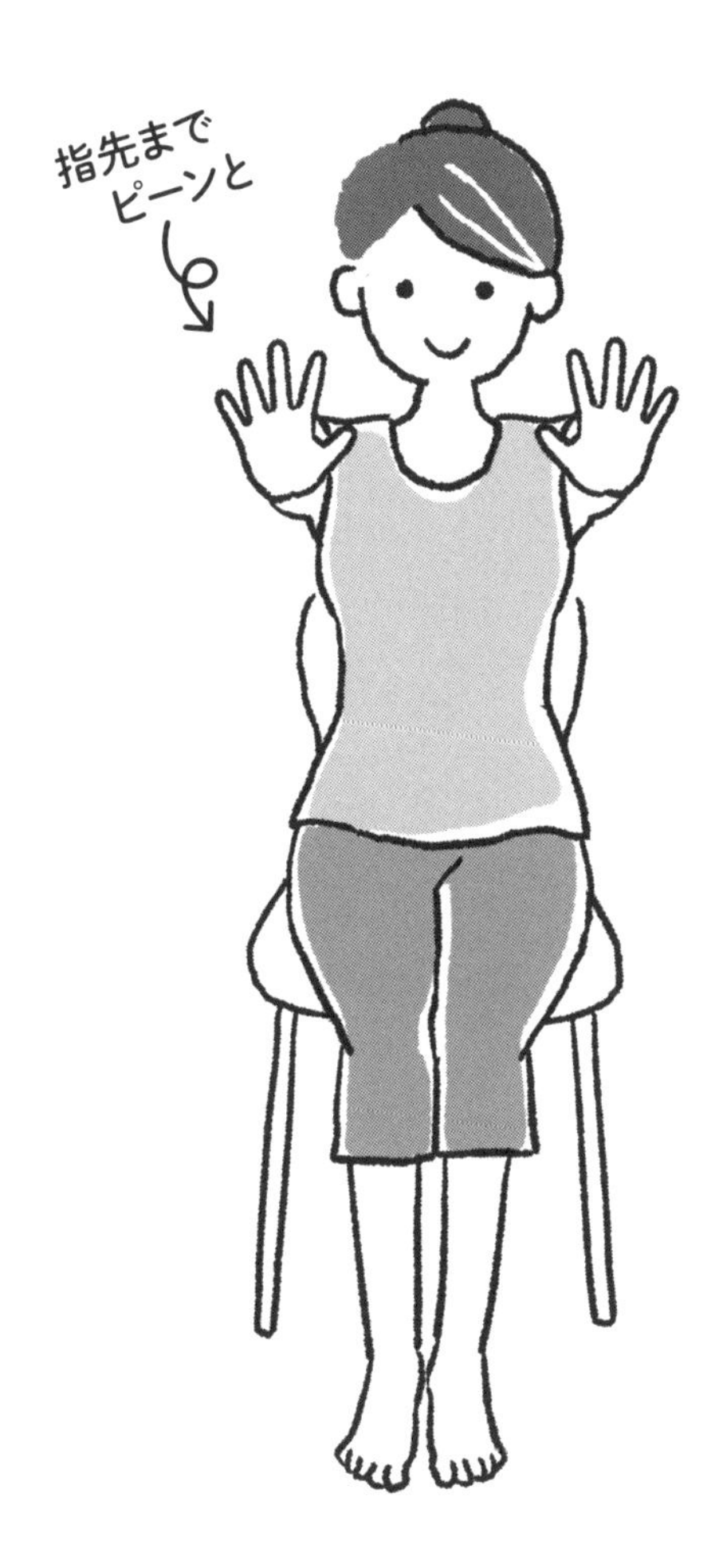
指先まで
ピーンと

どうでしょう？　どうでした？

ピリピリ、チリチリ、ドクドク、ジワジワ……。指先にいつもと違う刺激を感じませんか？　そして、ほんのりと手のひらが温かくなっていませんか？

これこそ、血流がよくなった証拠です。一瞬にして、指先への血のめぐりがよくなったわけです。ビリビリするような軽い刺激は、指先の毛細血管まで酸素と栄養がしっかり届いたことの証拠、温かくなったのは、細胞が元気にいきいきと活動をはじめた証拠です。

なんだか、「生きてる！」って感じがしませんか？

麻酔科医にとって「1分」は勝負の時間

では、なぜ「1分」なのでしょう。

同じ体操でも、5分や10分かかると、「さて、やるか!」という覚悟が必要になってきますが、ひとつにつき1分なら、ちょっとした空き時間で気軽にできますよね。

でも、それだけじゃありません。もっと深いワケがあるんです。

それは、**心臓から動脈に送り出された血液が、体をめぐって静脈を通り、再び心臓に戻ってくるまでの循環時間が約1分**だからです。

私たち麻酔科医は、手術室で患者さんの体の変化を数秒単位で予測し、治療にあたります。手術をスポーツのオフェンス(攻撃)とディフェンス(守備)にたとえると、メスを握る**執刀医はオフェンス、麻酔科医はディフェンス**の役割を果たします。つまり、私は「守る」役目。

執刀医は、患者さんの体を切り、臓器を治療し、皮膚を縫合します。病気を治すためとはいえ、手術を受ける患者さんの体からすると、すさまじい攻撃を加えられているわけです。

「切る」という行為はそもそも痛いものです。痛いときにリラックスしている人はいませんよね。

体は、痛みというストレスを感じると、血管を収縮させます。心臓はバクバクします。すると、血圧が上昇し、血流が悪くなっていくのです。

痛い。血管が縮こまる。血流が悪くなる。その結果、心筋梗塞や脳梗塞など、血管が詰まる重大な病気のリスクが高くなります。

また、手術を受ければ出血し、体温も下がります。「冷たくなる＝死」というのは言わずもがな。体にしてみれば、激しい攻撃にさらされ、大ピンチです。

そこで、体を守るディフェンダーの役目を担っているのが、麻酔科医。手術に麻酔を使うのは、痛みからくるストレスを軽くするため。麻酔科医は、手術がはじまって患者さんが出血すれば、すばやく輸血をし、血液量を保ちます。

同時に出血によって失われた体温を回復させるため、体温保護を行うのも麻酔科医の大切な役割。手術による体への攻撃を手術前から予測して、その人の体調に合わせて守る、命の最後の砦なんです。

その際、つねに頭にあるのは**「1分間」という血液の循環時間**です。心臓から出た血液が全身をめぐって再び心臓に戻るまでの1分間を、円滑な流れにするためにきちっとコントロールする。

つまり、麻酔科医は血流コントロールのプロであり、この技術を身につけることで、患者さんの体を守っているんです。

「なんとなく不調」は酸素と栄養が足りないSOS

残念ながら、私たちの体は年齢を重ねるごとに血のめぐりも衰えていきます。

40代半ばを過ぎると、ちょっとした体の不調が増えてきます。気持ちは元気なのに体がついてこなかったり、更年期障害でひとり苦しんだり。私も随分と悩まされてきました。冷えやしびれ、むくみに悩まされる人が増えるのも、すべて血流が理由です。手足の冷えやしびれは、毛細血管の先の先まで十分な血液が届いていないことを示す症状。かんたんに言えば、**細胞に本来必要な酸素と栄養が足りないことへのSOS**です。

こうした症状を緩和するには、血流を改善し、1分間で体内をめぐる血液を体のすみずみまで届けきること。そうすれば、細胞が求めている酸素と栄養を絶え間なく運び、排出したい老廃物を運び出すことができます。

じつは**人間が長生きする、若返る、元気でいることの基礎は「細胞」にあるん**です。体にある37兆個の細胞一つひとつが元気なら、あなたも元気。血流がよくなれば、細胞が元気になり、私たちは健康に長生きできます。

そこでふだんから、病気にかかる前に血流をつねによくしておくことが大切です。この本では、「1分間血流アップ体操」をはじめ、入浴、姿勢、食事、ストレスとの向き合い方などさまざまなコツをご紹介します。

特にぜひすぐ試してほしいのが体操です。こんな名前をつけました！

「肩ストットン体操」「指先ピーン体操」「足先クイクイ体操」「両足パタパタ体操」「シャガノバ体操」……。

ヘンな名前と侮(あなど)るなかれ。効果はすごいんです。これらは、血流コントロールのプロである私が、いつでも、どこでも、誰でも、かんたんに血流を改善できるように開発した体操です。

もちろん、5つすべてをやる必要はなくて、気に入ったものや、やりやすいものを選んで、毎日続けてくだされればいいんです。飽きないように、日替わりで選んでも構いません。

「病院に行くまでもないけれど……」と、少しの不調をがまんしてしまっていませんか?

たとえば、肩や首がだるいときは「肩スットン体操」(72ページ参照)、手先が冷える人は「指先ピーン体操」(74ページ参照)、下半身のだるさを取りたいときは「シャガノバ体操」(80ページ参照)など、それぞれの体操には血流をアップさせることで、あらゆる**「なんとなく不調」を改善し、命にかかわる重大な病気を防ぐ**効果があります。

また、多くが「座ったままできる」ので、ヒザなどの関節にかかる負担を最小限に、血のめぐりをよくすることができるんです。

これらを毎日の習慣として取り入れることで、ぐんぐん血をめぐらせ、細胞に元気を届け、健康な毎日を手に入れてください。

それでは、はじめますね。

血流がすべて 目次

第2章

血流がみるみるよくなる「1分間血流アップ体操」

第3章

少しのことに気をつけるだけ！ 血流を整える入浴のコツ

第４章

病気が寄りつく隙をつくらない！ 血がよくめぐる「すごい姿勢」

第５章

劇的に心と体を回復させる！血流がよくなる「すごい食事」

第1章

血流があなたの寿命を決める

私たちの体を生かす、血液の2つの「大仕事」とは?

血液は、心臓の左心房をスタート地点として、左心室、大動脈を通って、足先の毛細血管までいき、静脈を通って右心房、右心室へ戻ってきます。こうして、**血液が体をぐるりと回る時間が、約1分間**です。

この1分の間に、血液は2つの大仕事をしています。

ひとつは、全身の細胞に栄養と酸素を送り届ける**「配達の仕事」**。

もうひとつは、いらなくなった老廃物を引き取る**「清掃回収の仕事」**。

私の考える「血流がよくなる」「血流が悪くなる」状態とは、血液が1分間に行うこれらの大仕事の充実度の良し悪しをあらわしています。

では、なぜ血流がよくなると病気を遠ざけることができるのでしょうか。
それは、**血液が2つの仕事を立派に果たせるようになるから**です。

血液は、あなたの体にある37兆個の細胞一つひとつに酸素と栄養を送り届け、老廃物を回収する。この配達と回収こそが「血流」です。すると、あなたの細胞は年齢に関係なく若々しく働いてくれます。

つまり、血流は私たちの体の働きを根本から支えているんです。

血流が悪くなると、血液は2つの仕事をうまくこなすことができなくなります。どんなときに血流が悪くなるかはのちほどくわしく説明しますが、一例をあげると、コレステロールが血管にたまってしまったケースなどがあります。

血管という「道路」の状態が悪いと、血液が運べる栄養と酸素の質も落ち、回収できる老廃物の量も減ってしまいます。配達も回収も、うまくいかなくなるんです。

すると、一つひとつの細胞に必要な酸素と栄養が足りなくなり、全身のあらゆる部位で不具合が生じはじめます。**血流が悪くなることで、各臓器に必要な血液が、必要な分だけ送られなくなってしまう**んですね。

こうして、肩こりや背中のだるさ、むくみや手足のしびれなどの日常的な症状、そして高血圧や糖尿病、動脈硬化、心臓病などの慢性病を引き起こします。

さらには、うつ、不眠症、更年期障害などの自律神経やホルモンの失調症。そして、がんなども、細胞への酸素と栄養の供給不足、すなわち血流の悪化が原因のひとつではないかと考えられています。

こうした悪循環を避けるため、意識的に、血液がきちんと仕事のできる状態を整える必要があるんです。この本で紹介する**「1分間血流アップ体操」は、血流の量と質をコントロールすることであなたの体を元気にする、最強の健康法**です。

健康な臓器は、一つひとつの元気な細胞からつくられる

ここまでで、血流が健康のカギを握ることや「1分間血流アップ体操」の効果が伝わったかと思います。

それでもまだ、「結局、血流ってなんなの?」とクエスチョンマークを浮かべている人もいるかもしれませんね。なにせ、心臓は無意識のうちに動いていますから、不整脈や動悸（どうき）、息切れなどがなければ、ふだん、血液の流れについて気にする機会はそうそうありません。

そこで、私は血流について患者さんたちに話すとき、「田んぼ」を思い浮かべてもらうようにしています。

先ほど、血液には2つの仕事があると書きました。おさらいしておきます。

❶全身の細胞に栄養と酸素を送り届ける「配達の仕事」。

❷細胞からいらなくなった老廃物を引き取る「清掃回収の仕事」。

この2つの仕事がスムーズに進むと、あなたの体にある37兆個の細胞一つひとつに酸素と栄養が行き渡り、老廃物も回収されるので、年齢に関係なく若々しくいられるわけです。

では、この流れを田んぼに置き換えてみましょう。すると、

細胞がお米（稲）、
血管が田んぼに水を引く水路、
血液が水と土、

となります。

おいしいお米をつくるには、稲が元気に育たなければいけません。そのためには田んぼの中に良質な水と土が必要です。特に水は重要で、これがなければ土の質もよくなりません。その水を田んぼに通すのが水路の役割です。水路を整え、水を流し、よい土をつくり、田植えをする。水がサラ

サラと流れていれば、稲は伸びていき、秋にはおいしいお米を収穫することができます。

言わば、血流とはおいしいお米を育てるための仕組みそのもの。水の循環がお米づくりに大切なように、**血液という体液の循環が「健康な細胞づくり」にとても重要な役割を担う**わけです。

私たちは重い病気と聞くと、肺や肝臓や腎臓など、さまざまな臓器でのトラブルを思い浮かべます。しかし、どの臓器も細胞の集まったものに過ぎません。臓器のトラブルは、細胞のトラブルが積み重なったもの。細胞が元気なら、重い病気に発展する確率は低くなるんです。

血液の「よどみ」にどんどん病気が引き寄せられる

さて、ここからは血流が悪くなることで引き起こされる病気や症状と具体的な血流改善法についてお話ししていきます。ご自身が気になる症状のページだけを読んでいただいても構いませんよ。

まずは、糖尿病です。

気をつけなくちゃ……と思いつつもついつい食べてしまうコンビニのお弁当やファストフード。お寿司屋さんに行けばウニやイクラの、焼肉屋さんならカルビやユッケの誘惑にあらがうのはなかなか難しいもの。そのうえ、食後のスイーツは別腹で……と、おいしい生活をしていると、忍び寄ってくるのがこの病気です。

糖尿病の人は、発病前から、食生活の乱れなどにより、血流が悪化。健康な人に比べて血糖値の高い状態が続いていきます。しかも、この状態は、さらに血流を悪くするという悪循環へとつながっていくんです。

本来、私たちがおいしくいただいた食べ物は、胃で分解され、ブドウ糖という栄養分になり、腸から血液へ入っていきます。血液は、このブドウ糖を細胞が使う栄養として運んでいくわけです。

ところが、食べすぎや生活習慣の乱れ、体の不調などによって、ブドウ糖が細胞に入りきらず、血液中に「余る」という現象が起きます。これが血糖値の上昇で、糖尿病の人はつねにたくさんのブドウ糖が血液中に「余っている」状態になるんです。すると、いわゆる**ドロドロ血液**に。

粘度の高い血液は、糖尿病によって細くなった血管内をますますスムーズに流れにくくなり、毛細血管の中でよどんでしまいます。その結果、細胞に栄養が届かなくなり、臓器の調子が悪くなっていくわけです。その先には、日常生活を送るのが困難になってしまうおそろしい合併症の発症が待っています。

最悪のケースでは失明につながる**「糖尿病性網膜症」**。
人工透析に頼らざるをえなくなる可能性もある**「糖尿病性腎症」**。
手足のしびれが最終的には壊疽（えそ）にもつながる**「糖尿病性神経症」**。

糖尿病の３大合併症と呼ばれるこれらの症状も、もとをたどれば、すべて血液の流れが悪いことに行きつきます。
たとえば、「糖尿病性網膜症」は、目の網膜に栄養を運ぶ細い細い血管での血液のよどみがきっかけとなります。網膜の細胞にきちんと栄養が届かないため、目が弱っていくんです。

「糖尿病性腎症」も、「糖尿病性神経症」も仕組みは同じ。

糖尿病性腎症では腎臓の機能が落ち、尿がうまくつくれなくなります。なぜ、機能が落ちるかといえば、腎臓内の細い血管で血液がよどみ、ときには血管を傷つけて内出血を引き起こし、栄養が腎臓の細胞に行き届かなくなるからです。

糖尿病性神経症では栄養不足から神経が弱り、しびれや痛み、もやもや感などさまざまな症状を引き起こします。

つまり、糖尿病によって血液がよどみ、血流が落ちたことによってさらにおそろしい病気へとつながってしまうんです。

高血圧って、つまりなにが問題なの？

高血圧も、血液のよどみと関係しています。血液が流れにくい状態になってしまうと、心臓は体のすみずみまで栄養を送り届けようと、いつも以上にがんばりはじめます。

ところが、心臓から血液を血管に押し出しても、健康なときのようにうまく流れません。先に出た血液がよどんでいるところに、あとから出た血液が押し込まれ、「のろのろ渋滞」のように進んでいくわけです。

そのとき、血管内は大渋滞の高速道路のように血液でギュウギュウ詰め。結果、血液が血管にかける圧力＝血圧が高まります。

これが、高血圧と呼ばれる状態です。

ちなみに、心臓が収縮して血液を押し出すときが血管にいちばん強い圧力がかかる瞬間で、これを「最高血圧」と呼びます。一方、血液を送り出したあと、心臓がひろがったとき、血管の圧力はいちばん低くなり、こちらは「最低血圧」。いわゆる「上」と「下」です。

日本高血圧学会のガイドラインでは、**最高血圧は140㎜Hg以上、最低血圧は90㎜Hg以上を「高血圧」**と定義しています。

つまり、この最高血圧、最低血圧のどちらが高くても、医師は「高血圧ですね」と診断するわけです。

では、高血圧になると、どんな問題が生じるのでしょうか。

いちばんの問題は、動脈が傷みやすくなることです。血管を流れる血液がよどみ、停滞する量が増えると圧力が高くなります。こうなると、動脈につねに負荷がかかり、一部が傷つき、修復するうちに血管の壁が分厚くなっていきます。

そこにコレステロールなどが加わると、動脈がやわらかさやしなやかさを失い、かたくなる。これが動脈硬化です。

また、心臓は高い圧力に負けじと血液を送り出し続けるので、疲れやすくなります。つまり、高血圧は血管と心臓に障害をもたらすわけです。

たった1分で〝血液の道〟はひろげられる！

じわじわと時間をかけて体の内側をむしばんでいく高血糖と高血圧。問題はどちらも血流の低下にありました。そこで、体操などの習慣によって血流を整えることで、高血糖と高血圧を遠ざけていきましょう。

本書で紹介する「1分間血流アップ体操」は、血管を圧迫している筋肉を刺激することで、血管の幅をひろげます。一車線の道路が二車線に拡張されると渋滞が減っていくように、よどんでいた血液も通り道である血管の幅がひろがれば、その分、流れがスムーズになるわけです。

さらに、流れがスムーズになることで、血液が老廃物をきちんと受け取り、排出するようになります。すると、血管をかたくしていた原因である老廃物の塊も溶け出しやすくなり、ムダに多くなってしまったブドウ糖の代謝を助けます。

その際、体内の水分量が多ければより老廃物を排出しやすくなるので、「1分間血流アップ体操」の前とあとに、コップ1杯の水を飲むといいでしょう。

これでドロドロだった血液も、健康なときの状態に近づいていきます。血流が改善されれば、心臓の負担も減り、通常運転に。「1分間血流アップ体操」で、苦しんでいた心臓と血管を助けてあげましょう。

心筋梗塞、脳梗塞…身近に潜むこわい「詰まる系」の引き金

つぎに、動脈硬化の延長線上にあって、生命の危険を伴う心筋梗塞、脳

梗塞、腎梗塞などの「詰まる系」の症状について。
なにが詰まるかというと、血管です。**血液中に血の塊である血栓ができて、血管が詰まる。**こうして血流が滞ることによって、心臓や脳、腎臓などの重要な臓器に深刻なダメージが生じてしまうんです。

血液の中には、コレステロール、中性脂肪、リン脂質、遊離脂肪酸という4種類の脂質、かんたんに言えば、アブラが溶け込んでいます。この量が適量のときは、血液に健康的な粘りを生み出してくれて、なおかつ、細胞への栄養にもなる優れものです。

ところが、日常的に脂質の多いものを食べすぎると、血液中のアブラが増え、「脂質異常」という状態になってしまいます。

気をつけたいのは、この症状も**糖尿病と同じように、自覚症状のないいま徐々に進行していく**こと。血液中のアブラが健康を害するほど増えても、ほとんどの場合、痛くもかゆくもありません。ですから、自分ではまったく気づかず、ある日、健康診断を受けて「脂質異常症です！」と指摘され、びっくりすることになります。

困ったことに、「脂質異常症です」と言われても、本人はその時点で不具合を感じていませんから、ついついそのままにしてしまいがち。食習慣を変えず、好きなものを食べ、おいしい生活を続けます。

でも、これはとても危ないこと。チリも積もれば山となる、です。

コーヒーに砂糖を入れ続けると、そのうちどんなにかき混ぜても溶けきらなくなり、カップの底に砂糖がたまっていきますよね。

同じように血液中の脂質が増え続けると、溶けきらないアブラが出てきます。すると、**増えて残った脂質は血管の内側にたまっていくんです。**

こうして血管の内側の壁にコレステロールの小さな山ができ、血液の通り道は狭くなります。また、山のできた場所とその周辺はかたくなり、しなやかさを失ってもろくなっていきます。

もろくなった部分からは血栓（血管の成分や血管壁がはがれたものなど）ができやすく、これが血液中に流れ出し、血管の別の狭くなった部分に詰まってしまうと、血流が滞ることになります。

これが心臓で起きれば、心筋梗塞。
脳で起きれば、脳梗塞。
腎臓で起きれば、腎梗塞です。

つまり、自覚症状がないまま進行する脂質異常症は最悪の場合、命を落としかねない事態を引き起こします。

そんな危険な血管をそのままに暮らす、血液中の中性脂肪やコレステロール値が高い脂質異常症の人は潜在患者も入れると、なんと2200万人（厚生労働省「国民健康・栄養調査」2019より）。とても人ごととして聞き流せないほど、身近な症状なんです。

たまった体の「毒」を容赦なくおそうじ！

とはいえ、おいしい食生活によってすでに血液中のアブラが多くなってしまった人も、必要以上に心配することはありません。食べてしまったものはしょうがない。今後は食習慣を見直していただくとして、重要なのはうまく洗い流すことです。

放っておくと血管の内側にたまって「毒」になってしまうアブラを、いかにうまく体の外に排出するか。まさに**血流をアップさせることが、アブラを洗い流す切り札**なんです。

田んぼの例で言えば、アブラは水路に流れ込み、たまっていく泥のようなもの。

それを、体操などの習慣で血流をよくすることで、泥がたまる前に、こまめに洗い流していきましょう！

それは同時に血液の通り道である血管のしなやかさ、やわらかさを保つことにもつながります。

水路がきれいになれば、血液は心臓でも脳でも腎臓でも、必要な場所へ必要なだけの栄養と酸素を運んでいってくれます。

きれいな水路を保つことができれば、体に「毒」がたまらなくなり、**脂質異常症によるリスクを遠ざけることができるんです。**

これこそ、生活習慣病を予防する、もっとも確実で、かんたんな健康法と言えるでしょう。

ボケたくないなら脳の血流を守りなさい

あ、あれ、なんだっけ?

あの人、あの人、もー、ここまで出てきているのに……。

などなど、わかっているはずのことが出てこないようになると、気になりはじめるのが認知症です。この物忘れはもしかすると、認知症のはじまりかも……と。

でも、それほどあせる必要はありません。50代、60代、70代と年齢を重ねていくうち、ちょっとした物忘れが増えていくのは自然なこと。

これは、**脳への血流量が落ちることが原因のひとつ**なんです。

健康な脳は、血液の供給がつねに一定に保たれているものです。脳には全血液の15％が集まっていますから、かなりの血流量です。

しかし、**70歳になると、15歳のときの血流量と比べて30％ほど減少する**ことがわかっています。

脳への血流量を増やすことはできませんが、**質を改善させることは可能**です。「1分間血流アップ体操」で首や肩の血流をよくすることで、脳へストレスなく栄養と酸素を送ることができ、結果的に、認知症を遠ざけることができるのです。

認知症にはおもに**アルツハイマー型認知症、脳血管性認知症、前頭側頭型認知症**などがあります。なかでも最近は、高血圧や動脈硬化が原因となる「脳血管性認知症」が増えています。

MRIで年齢相応の脳と判断され、見かけ上は異常のない人でも、改めて脳血流検査をすると、血流が落ちていることがわかるといったケースも増えています。

ただし、アルツハイマー型認知症はまだまだ原因の究明が進んでおらず、血流との関係も不透明。

この本の「1分間血流アップ体操」が有効なのは、脳血管性認知症です。

30代、40代、50代からこの体操を行うことで、心臓から血液が滞りなく送り出され、脳がベストの状態に近づきます。

これを続けることで、加齢による血流量の減少がはじまってもその影響を小さく抑えることができるわけです。一方、60代、70代の方にとっては、状況の改善が期待できます。

「1分間血流アップ体操」でがん細胞とサヨナラ

「1分間血流アップ体操」でがんを治すことはできません。

しかし、**予防には役立つ**、と私は考えています。その秘密は、私たちの体に備わっている**「免疫力」**にあります。

血液の中には、体の中に入ってきたウイルスや細菌などの異物をやっつける、免疫機能をもった白血球が存在しています。白血球は血流にのって体の中をめぐることで、私たちの体を守っているんです。

一方、健康な人の体でも、1日に5000個ものがん細胞が発生しています。それでも大事に至らないのは、白血球の一種である「NK（ナチュラルキラー）細胞」という免疫細胞が、がん細胞を倒しているからです。

がん細胞ができても、大量に増える前にNK細胞が倒す仕組みがうまく働いている間は、がんの発病を未然に防ぐことができます。

ところが、日常生活での強いストレスや栄養不足によって、免疫機能として働いている細胞そのものをつくり出す力が落ちてしまうケースがあります。

たとえば、長期間にわたるストレスによってストレスホルモンが発生。すると、毛細血管が縮こまり、手先や足先だけでなく、重要な臓器の細胞にも十分な栄養と酸素が行き届かなくなります。

そこで、「1分間血流アップ体操」によって、**血管の状態を良好に保ち、ＮＫ細胞を活性化し、１日５０００個のがん細胞ができようとも悪化する前に撃退するんです。**

この体操には、**ストレスを軽くする効果**があります。手先、足先の神経を刺激することで毛細血管の血流量を増やすと、脳がリラックスしたと判断します。これによって、血流も改善。体温も上昇します。健康を維持してくれる免疫力は、「体温が1度下がるだけで30％低下してしまう」と言われるほど、体温と密接に関係しています。

裏を返せば、**体操によって体温を上げることで、免疫力を強くすることができるんです。**

平均体温が36℃台半ばでキープされていれば、免疫システムも正常に働いてくれます。

血流をいい状態に保つことが、結果的にがんを遠ざけるわけです。

肩痛、腰痛、ひざ痛で静脈がペシャンコになっていく

肩が痛い、腰が痛い、ひざが痛い。

悩む人の多いこの3大痛もまた、血流アップで改善することができます。と言うより、いちばん得意なところと言えるでしょう。

痛みと血流は、とても密接な関係があるんです。

そもそも、なぜ痛いのか。そのメカニズムをひも解いていきましょう。

たとえばひざが痛くなったとき、あなたが「痛い」と感じているところには、炎症があります。炎症を起こしている筋肉は、腫れてむくみます。

すると、**筋肉の間を走る細い静脈がペシャンコに圧迫されてしまい、血**

流が滞ってしまいます。これによって、周辺の細胞が必要としている血液が届きにくくなり、栄養と酸素が不足。老廃物の排出が行われないことで炎症はさらに悪化……。ケガをした直後に患部がどんどん腫れ上がっていくのは、このためです。

さらにまずいことに、**「痛み」はストレスとなって脳に伝わり、動脈を細くして、筋肉をかたくするよう作用**します。心臓を出た血液は動脈を通り、毛細血管を通過して、静脈から心臓へ戻っていきます。

このルートのうち、動脈と静脈の両方で血流に障害が生じるわけです。

結果、ますます炎症はひどくなり、腫れた筋肉はさらに静脈をペシャンコにしてしまう。こうして血管が圧迫されて、血流が滞るわけです。この悪循環のせいで、痛みはなかなか消えません。

組織の炎症→静脈の血行障害→脳が痛みを感じる→交感神経が緊張→動脈の血管収縮と筋肉の硬化→炎症悪化、と連鎖していくわけですね。

この悪循環を断ち切るためには、**組織の炎症を回復させていくことがポイント**になります。

打撲のあとにアイシングをしたり、冷湿布を貼るのは、まさに炎症を抑えるため。ただし、ただ冷やしただけではもう一手足りません。

炎症を起こし、腫れている筋肉には乳酸や疲労物質など、本来は体の外に出すべき「老廃物」がたまっています。冷やすことで腫れは引きますが、老廃物は出ていってくれません。

そこで「1分間血流アップ体操」です。体操により**滞った血流を回復させ、血液のめぐりをよくすることで、筋肉にたまった老廃物を運び出すことができる**んです。

いったん、血管内に出た老廃物はそのまま運ばれ、尿などになって体の外に排出されます。すると、炎症を起こしていた組織もよみがえり、組織の腫れやむくみも取れてすっきり。このメカニズムは、肩でも、腰でも、ひざでも同じです。

人にもんでもらうより自力で動かすほうが断然いい理由

マッサージで肩こりや腰痛が緩和するのは、筋肉を動かしているからです。

しかし、人にもんでもらうよりも、自分で筋肉を動かしたほうが血流は何倍もよくなることがわかっています。

体の表面をもみ、さするマッサージはおもに「静脈」へ働きかけますが、自分で筋肉を動かす体操は静脈よりも太い「動脈」にアプローチすることができるからです。その分、影響を与える血液の量は増え、血流がアップ。これによって、痛みは消えていきます。

ただし、難しいのは関節痛です。股関節やひざ、足首は、いずれも体重を支え続ける関節ですが、人間は動きまわる動物ですから、これらが少々痛くても歩きます。痛い。でも、動く。

こうして、炎症がずっと残り続けてしまうんですね。

そこで「1分間血流アップ体操」の出番。この体操のほとんどは、座りながらやお風呂に入りながらでもできるように開発したので、**股関節やひざに体重の負荷をほとんどかけません**。なおかつハムストリングスやインナーマッスルなど、体幹部を支える筋肉をほぐすことができます。

股関節やひざを体の重さから解放してあげたうえで、たまっている乳酸や疲労物質などを洗い流す。1日、2日で関節痛を退治することは難しいですが、1日1分を1～2週間続けてもらえれば、粘り強い関節の炎症を改善し、痛みを遠ざけていくことができるはずです。

ひざが痛いのに体操なんかできるか！ という人でもラクラクできるので、ぜひ、ためしてみてくださいね。

「心のカゼ」うつ病には軽い運動が一番効く

厚生労働省によると、患者数が615万人（2020年調査）を超えたうつ病。「心のカゼ」とも呼ばれ、薬物療法が治療の基本となっています。

しかし、最新の研究では、うつ病は脳の血流と深く関係していることがわかってきました。

専門医の多くは、**「うつ病にもっとも有効なのは運動療法」**と指摘しています。運動を通じて脳内の血流を上げていくと、うつ病の原因のひとつとされる神経伝達物質の減少が改善されるだけでなく、抗うつ作用をもつと考えられている「ＶＥＧＦ」（血管内皮成長因子）という物質が増え、うつの症状を軽くしていくとされています。

昔から言われてきた「運動でストレス解消！」は、あながち嘘ではなかったということです。

実際、アメリカのブルメンタールという研究者が以前、うつ病患者さんたち合計１５６名を選び、彼らを約50名ずつの3群に分けて研究を行いました。

患者さんの中には、かなり重症のうつ状態の人も含まれていたそうですが、それぞれの群を「抗うつ剤だけで治療する群」「薬は飲まずに運動療法だけで治療する群」「薬と運動の両方を行う群」に分けました。

運動は、ややきつい有酸素運動を週に3回、1回につき30分間、16週間にわたって指導者のもとで行わせるというもの。

この結果、16週間後にはどの群も同じようにうつ状態が回復。薬なしでも症状が改善することがわかっただけでなく、運動をした群の患者さんたちの体力は著しく向上。睡眠の質もよくなり、その後のQOL（クオリティ・オブ・ライフ）は大きく向上したと言います。

とはいえ、週に3回30分間、16週間の有酸素運動はなかなか高いハードルです。ストレスを抱えながら、「運動がいいのはわかっているけど、続けられない」とあきらめてしまっている人も多いのではないでしょうか。

最初からきつい運動を自分に課そうとすると、どうしてもはじめの一歩が踏み出せませんよね。特に、抑うつ状態におちいっている人にとっては、「運動しなさい」という言葉そのものが重たく響くはず。

取り組もうという運動が自分の対処能力を超えるものだと感じてしまうと、私たちの脳はその時点で不安になるようにできています。

医者からきつい有酸素運動をすすめられても、「ちょっと大変そう」と思ったら、やる気は削がれてしまうんです。

計画だけを立てて、取り組む前に頓挫したのでは、意味がありませんよね。

そこで、おすすめしたいのがやはり「1分間血流アップ体操」です。

特に、座りながらできる体操は、きわめて軽い運動。しかし、そんな**軽い運動こそが、5〜6週間続けると気分の落ち込みや抑うつ状態の改善に効果を発揮**します。

「ジムの1時間」より「1分間血流アップ体操」がいいワケ

運動強度が軽く、運動実施時間が短くても、筋肉を動かすことによって肯定的な感情の変化はかならず起こります。

じつは、ジムで1回60分、必死に汗を流すよりも、体操で体を軽く動かしたほうが気分も上がる。これは2009年に明治安田厚生事業団の体力医学研究所によって行われた「肯定的感情の変化」という実験で証明されています。

この実験では、運動習慣のある若者よりも、54歳から64歳の人のほうが、また、男性よりも女性のほうが、効果が大きいこともわかりました。

自己暗示のようですが、「私はこれをやったら健康になれる」と思いながら取り組むとより効果的です。

どんな小さな一歩でも、「これくらいだったらやれるわ！」と前向きに取り組むことで、運動の効果はますます高まっていきます。

力強く、前向きに生きるためには、軽めの運動を。

毎日を元気にしてくれる「1分間血流アップ体操」で、今日も元気にいきましょう！

第2章

血流がみるみるよくなる「1分間血流アップ体操」

血流にとって悪いこと=自分の体に極刑を強いている

さあ、ここからは、いよいよ「1分間血流アップ体操」の実践編です。

そこで、ちょっと物騒なお話からはじめさせていただきますね。

時代劇に出てくる磔刑(たっけい)という極刑がありますよね。

地面に立てた柱に縄で手首、上腕、足首、胸、腰を縛り付ける刑罰で、江戸時代には執行人が下から槍(やり)で刺すという方法で刑が執行されていました。大河ドラマなどでも、たびたび見たことがあるシーンではないでしょうか。

しかし、じつは**人は磔(はりつけ)にされているだけでも命を落としてしまう**んです。

縛られているだけでは、直接的に命を奪うような方法には見えません。ところが、磔になると、血流が途絶えます。特に足から心臓へと戻る血液の流れが著しく低下し、最終的には脳に血が届かなくなる脳虚血となって亡くなるんです。

医師の立場からすると、本人はとても苦しく、きわめて野蛮な方法です。もちろん、現在は磔刑という刑はありません。でも、日常生活の中で、知らず知らずのうちに、「磔刑を強いられている」と言ったら驚くでしょうか。

血流にとって悪い食生活や生活習慣を行っているとしたら、それは**ゆるやかな磔を自ら行っている状態**なんです。

血液の循環に問題が生じることで、体にはさまざまな不具合が生じます。

腰痛。肩こり。神経痛。冷え性、など。

血液の循環が滞ると、細胞へ栄養と酸素が届かず、病気になってしまうんです。こうしたゆるやかな磔刑状態から体を救うには、次の3つを正常に働かせないといけません。

ひとつ目は**「血管」**。血液の通り道です。ここが詰まったり、汚れていてはいけません。

2つ目は**「自律神経」**。血液の量を調整しています。これが乱れると血液の量の調整がうまくいきません。

3つ目が**「筋肉ポンプ」**。血液の流れに深く関わっています。ポンプが作動しないと、血液を心臓にうまく戻せません。

たっぷりの血流が、あなたを毎分リセットしてくれる

「1分間血流アップ体操」は、この血管、神経、筋肉ポンプの3つのポイントに刺激を与え、血流を改善させるとてもかんたんな体操です。

医師として、この体操を開発するときに心がけたのは、誰もがラクに楽しめることでした。ハードな筋トレでは、ケガの危険がつきまといます。

私自身もきつい運動が続いたためしがありません。

やるからには楽しく、長く、習慣化できること。

そこで、筋力の落ちた高齢者や運動不足の中高年の方でもすぐにできるよう、「座りながらできる体操」を中心に開発しました。

ラクラクできるからといって、効果が低いわけではありませんよ。

むしろ、その、逆なんです。

今回、当院では、「血流」を血液の流れのスピードと量から測定することのできる最新式のエコーを使って、効果を測定しました。

当初は診察の終わったあと、私の体をサンプル代わりに、さまざまな体操をためしながら、エコーで血流の改善度合いを測っていきました。

そして、これはという体操ができると、多くの患者さんたちに協力をお願いし、体操前後の血流の測定をさせてもらいました。

こうして開発した体操こそ、これからご紹介する5つの「1分間血流アップ体操」です。

結論から言うと、この体操を行うことで、**測定部周辺の血流スピードが「平均1・5倍もアップする」**ことがわかりました。なかには、2倍になる人もいました。

また、「流れる血液の量が増える」ことを、きちんと数値で確認できたのも、大きな収穫でした。量が増えることで、細胞への栄養や酸素の供給も増え、毎分のめぐりが格段によくなるからです。

まとめると、こうです。

❶血流スピードが平均1・5倍もアップする。
❷流れる血液の量が増える。

これらの効果が、エコーによる血流の測定データによって裏付けられました。毎分、体の「毒」をリセットして多くの病気を遠ざける「1分間血流アップ体操」を、ぜひ、実践してみてくださいね。

「1分間血流アップ体操」の

5つのポイント

ポイント 1

イメージ

血流がすみずみまで行きわたるイメージをもち、筋肉をグーッと大きくゆっくり動かすこと。

ポイント 2

呼吸

筋肉を縮ませるときに鼻からゆっくり吸い、伸ばすときに口から細く長く吐く。呼吸はゆっくり、ゆっくり、落ち着いて。

ポイント
3

時間

所要時間は、ひとつの体操ごとに約１分間、５つなら５分間。ただし、体がきついなと感じたら、無理はしないこと。

ポイント
4

いつやるか

朝、昼、夜、いつ、どこでやってもOK。入浴後など、体が温まっているときに行うとより効果的。

ポイント
5

水分補給

水分補給は血流アップに効果的。体操の前、終わったあとなどにコップ１杯程度の水分をとるようにして。

「1分間血流アップ体操」は

この5つ！

血流アップに効果的な
5つの体操がこちら！
一度に5つすべてを行ってもいいし、
気分によってひとつだけ
選んで行ってもOK！

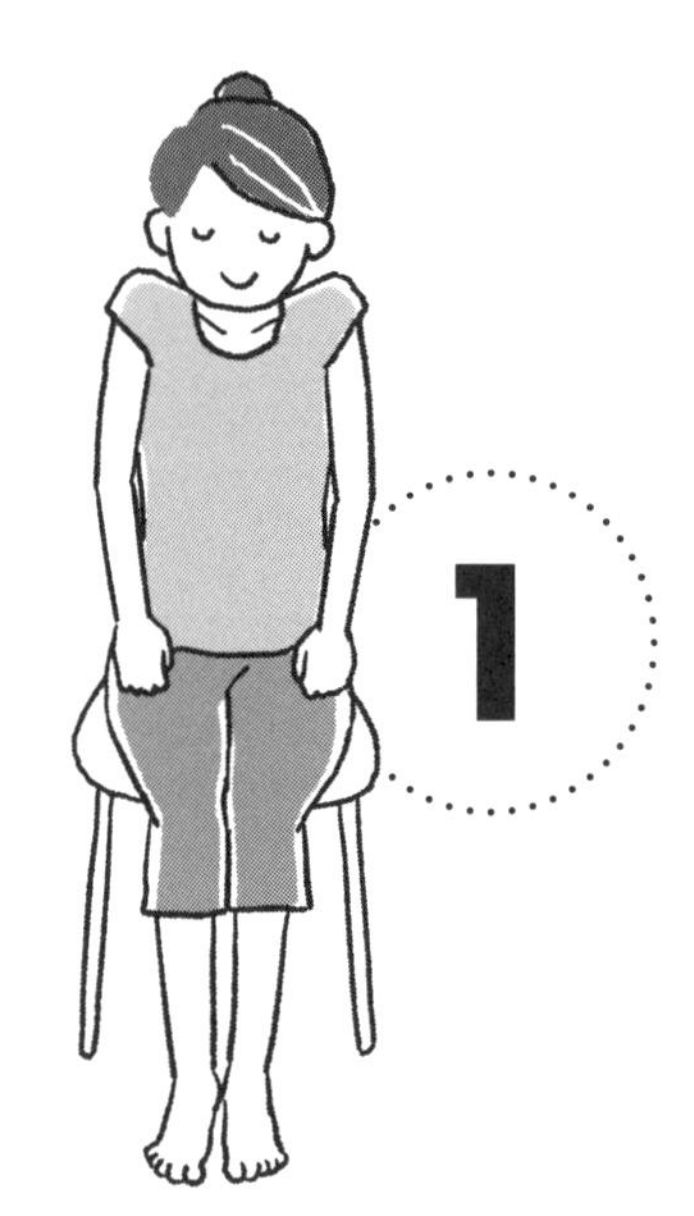

肩スットン体操

肩をグッと上げて、
ストンと落とす

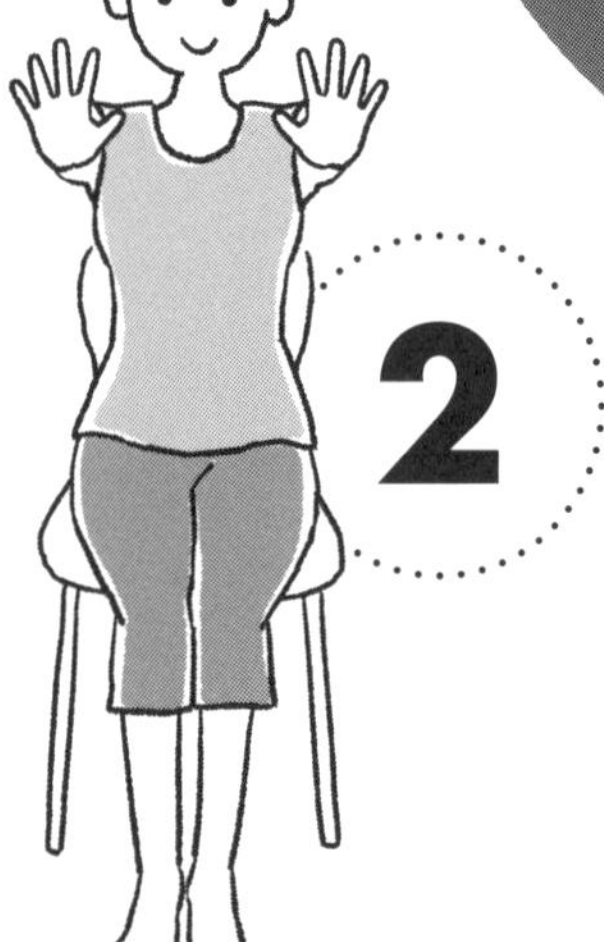

指先ピーン体操

指先までピーンと伸ばし、
ゆるめる

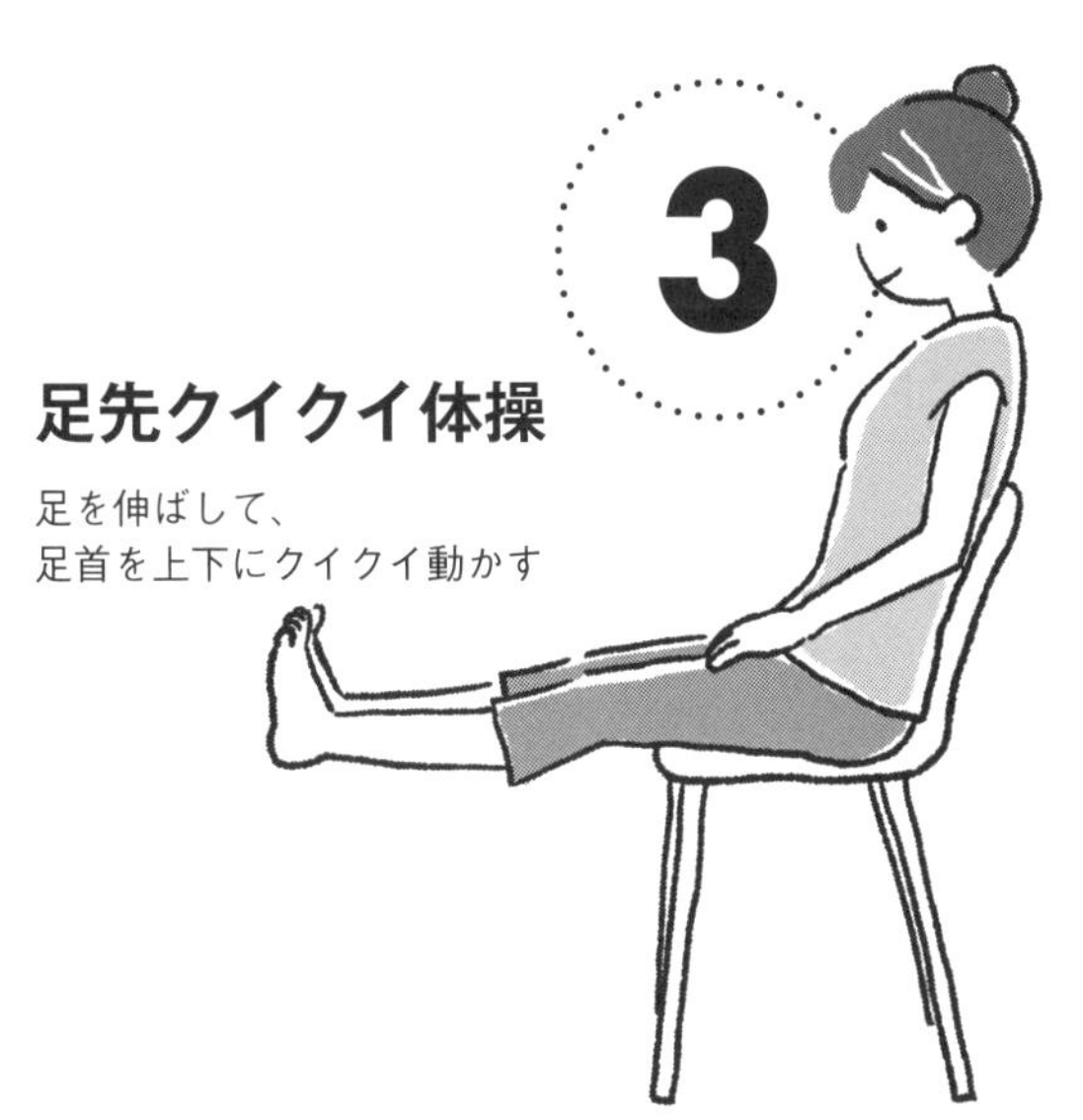

足先クイクイ体操

足を伸ばして、
足首を上下にクイクイ動かす

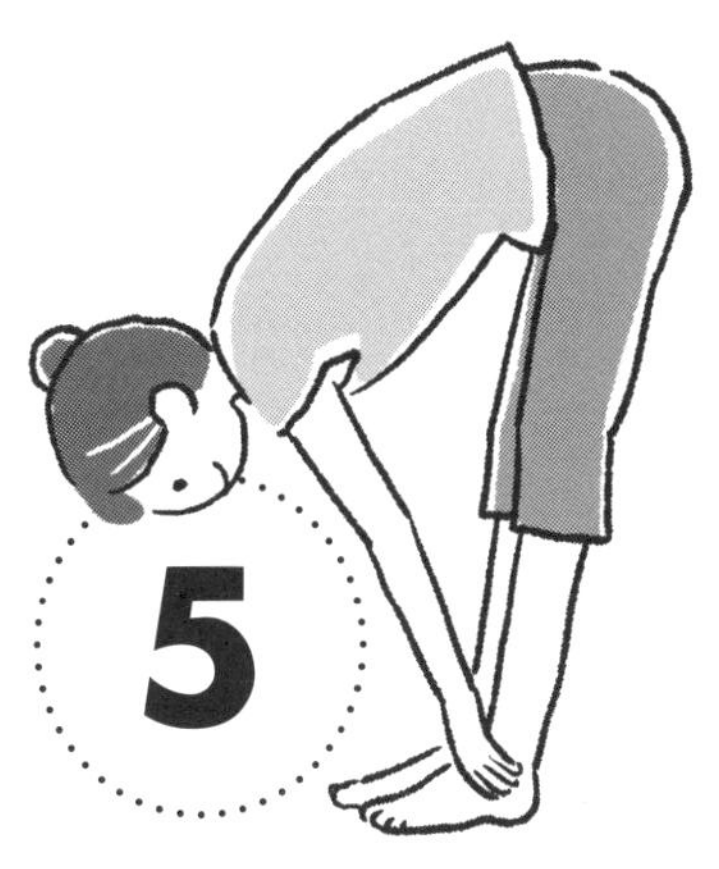

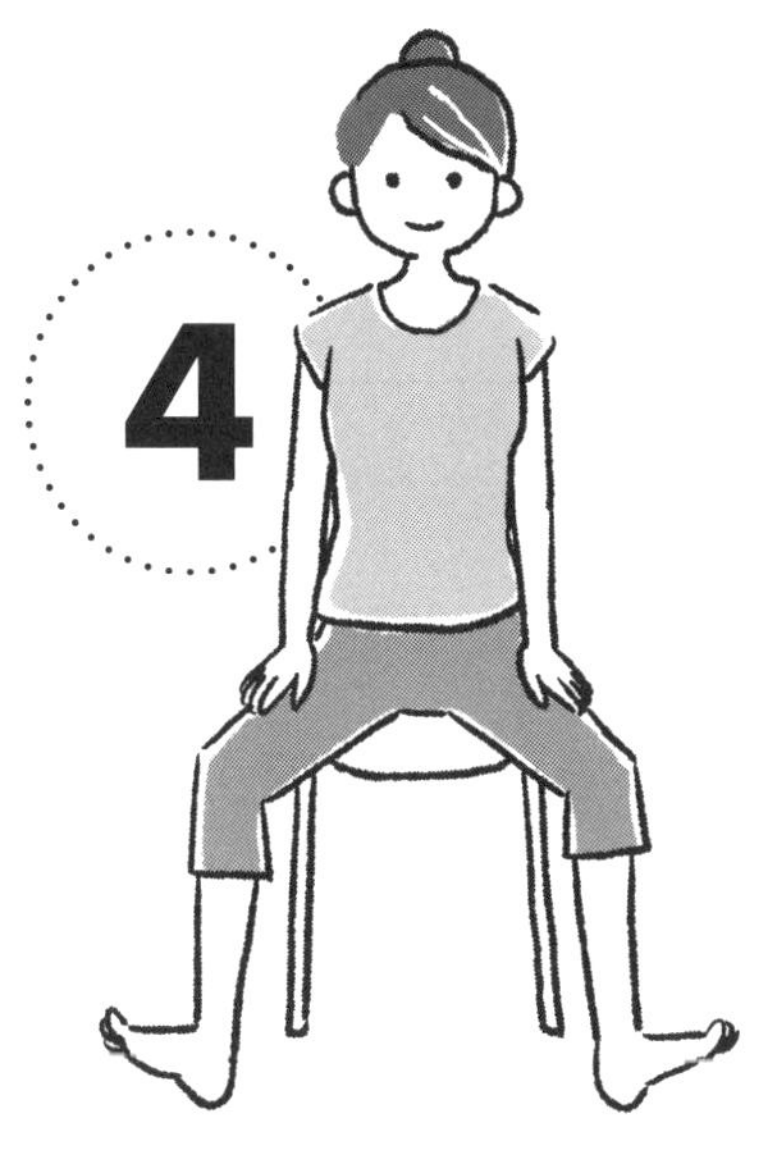

シャガノバ体操

しゃがんで足首をつかみ、
足を伸ばす

両足パタパタ体操

足先をつま先、かかとの順で
パタパタと移動させる

1

肩スットン体操

イスに深く腰掛け、目を閉じて、手を握り、肩をグーッと上げていきます。このとき、腕ではなく、肩だけを上げるイメージで。腕はそれにつられているイメージです。

肩を上げていく間、鼻から息を吸い、グーッと持ち上げきったところで口からフーッと吐きながら、肩をスットン。一気に体の力を抜きましょう。

手のひらを開くと、指先がビリビリしているはず。

これは血流がよくなった証拠です！

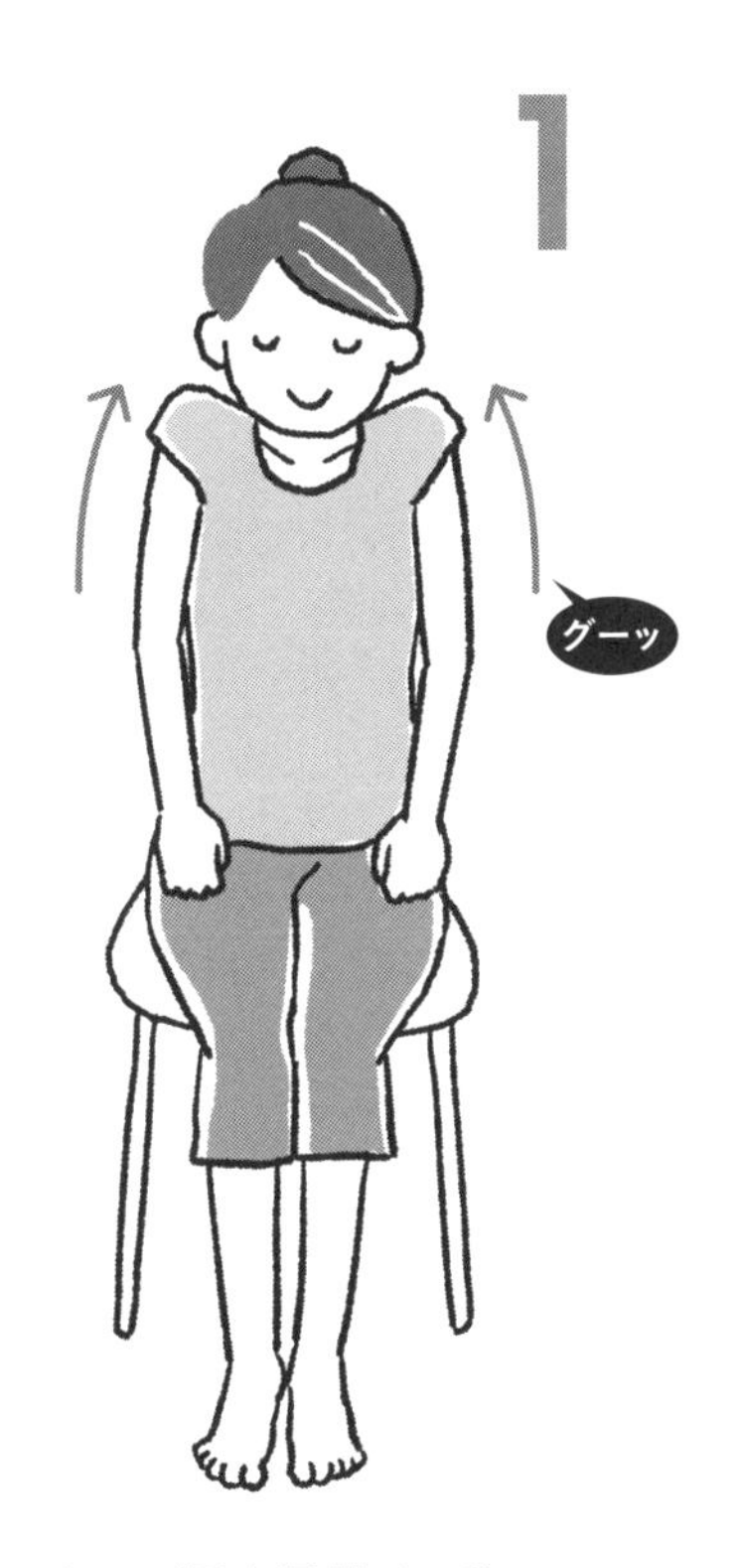

イスに深く腰掛け、手は太ももの上で軽く握る。目をつぶって、肩をグーッと上げる。このとき、鼻から息を吸う。

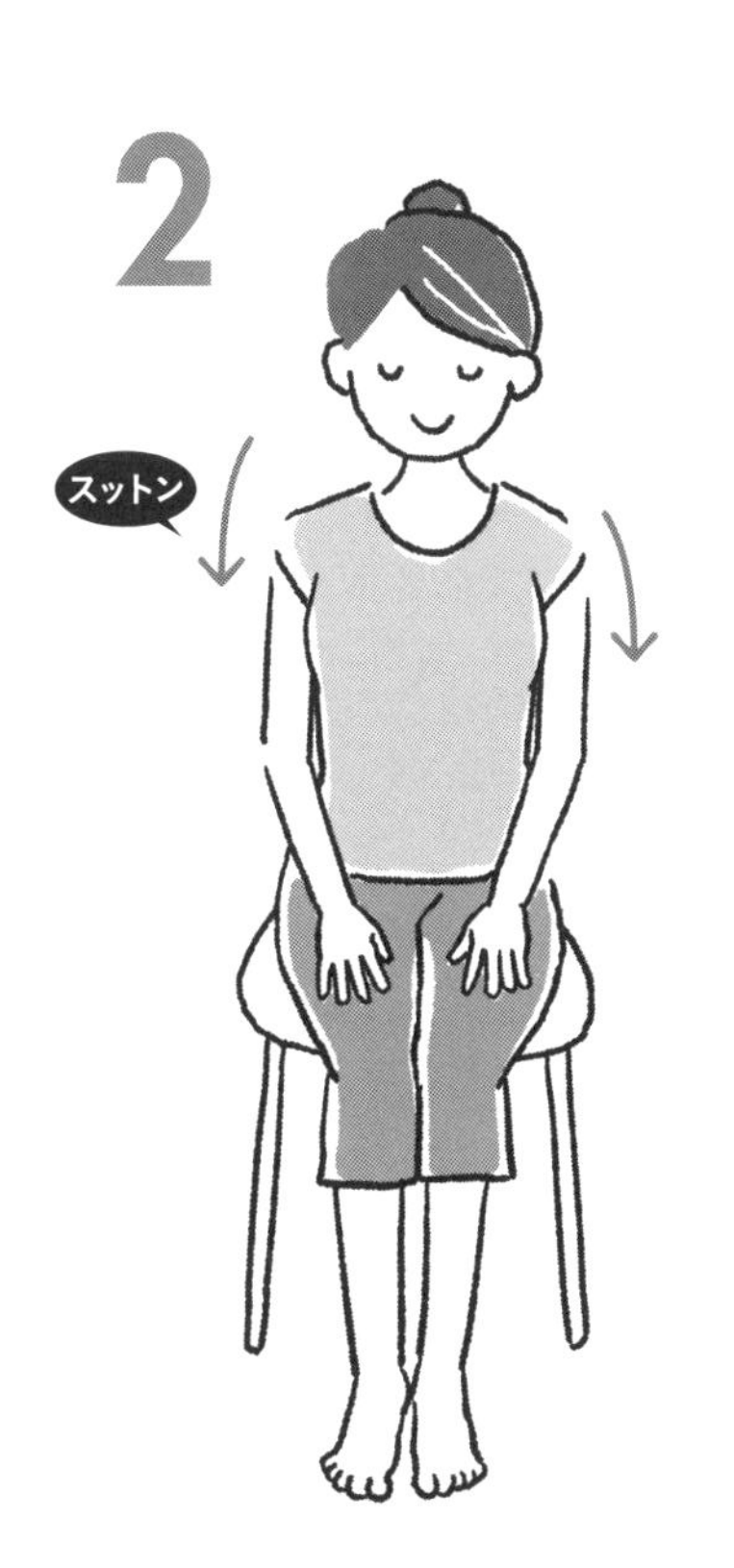

目を閉じたまま、口から息を吐き、手を開いて肩をスットンと下ろす。このとき、手も開いて。これを3回くり返す。

2

指先ピーン体操

肩甲骨を大きく動かし、腕を指先までピーンと伸ばすことで、背中の太い血管から指先の毛細血管まで血液を流す体操。

ポイントは、両手の指先を大きくひろげ、指を反らせて、伸ばしきること。

その状態を5秒キープしたら、一気にゆるめる。

指先へジワジワと血液がめぐっていく感覚が残ります。

1

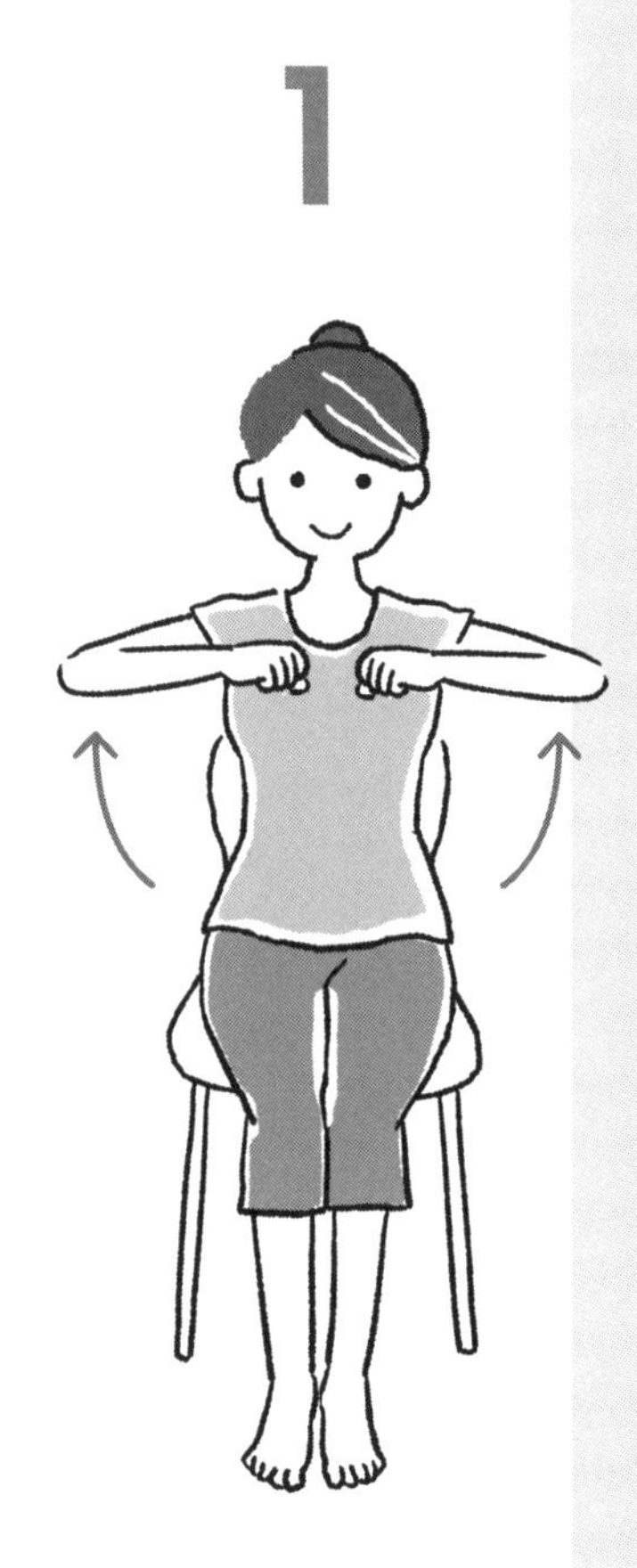

イスに座り、両ひじを外に開きながら、胸の前に手を持ってきて、握る。このとき、鼻から大きく息を吸い込む。

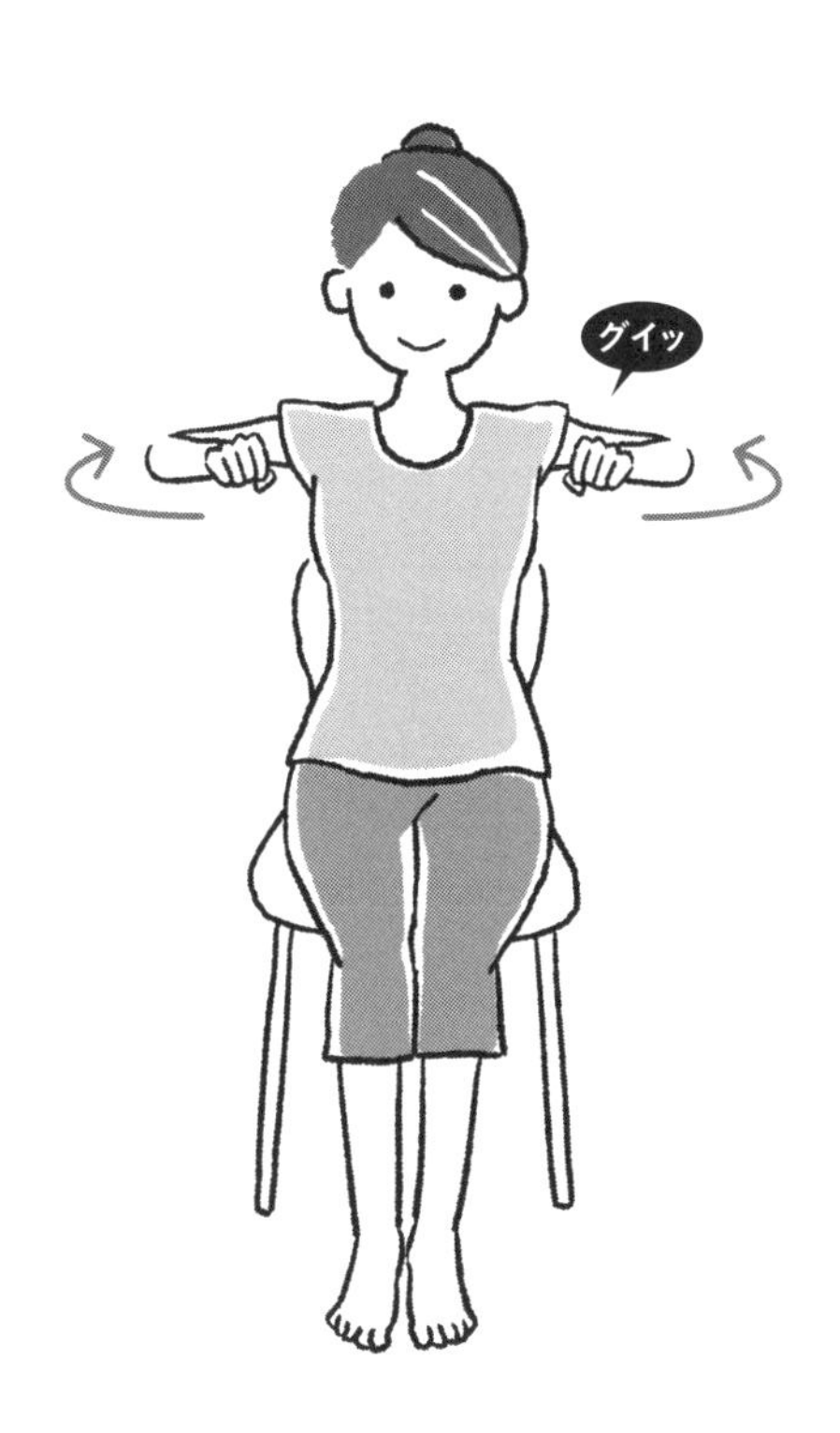

ひじを後ろに引き、肩甲骨をグイッと後ろに引っ張っていく。

3

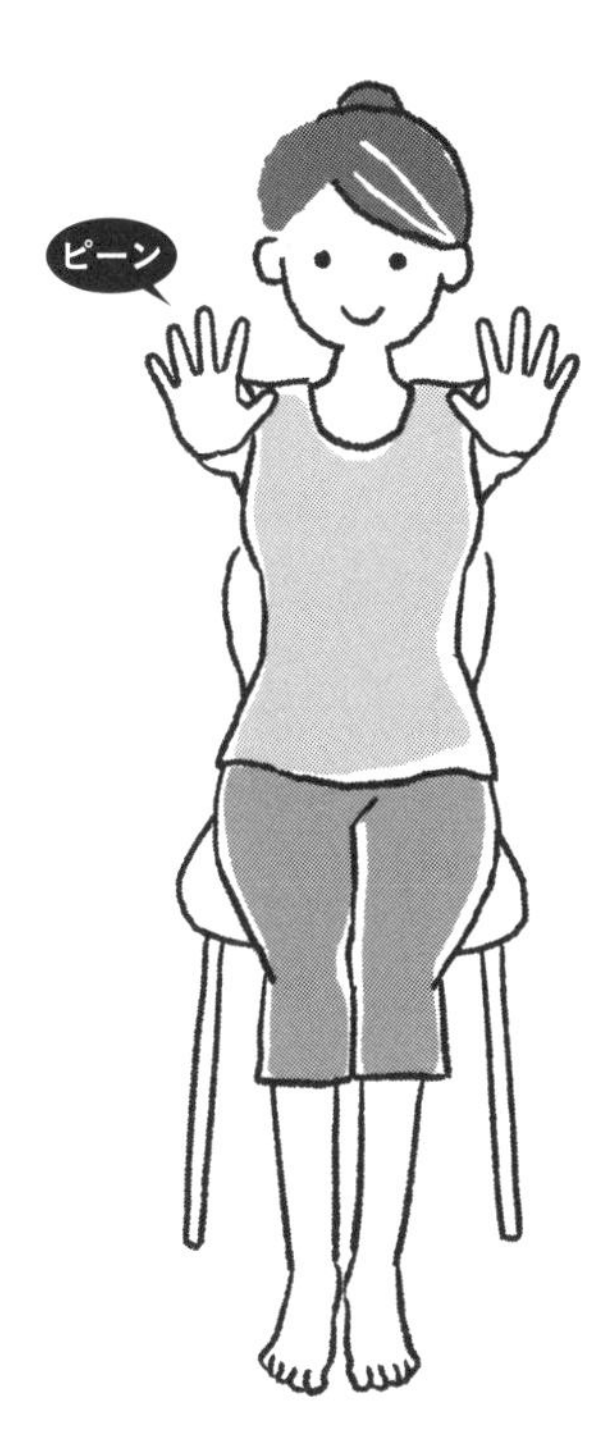

息を吐きながら、手のひらを前方にぱーんと突き出し、1本1本の指をギュッと伸ばす。5秒間この状態をキープし、一気に力をゆるめて手を下ろす。これを3回くり返す。

3

足先クイクイ体操

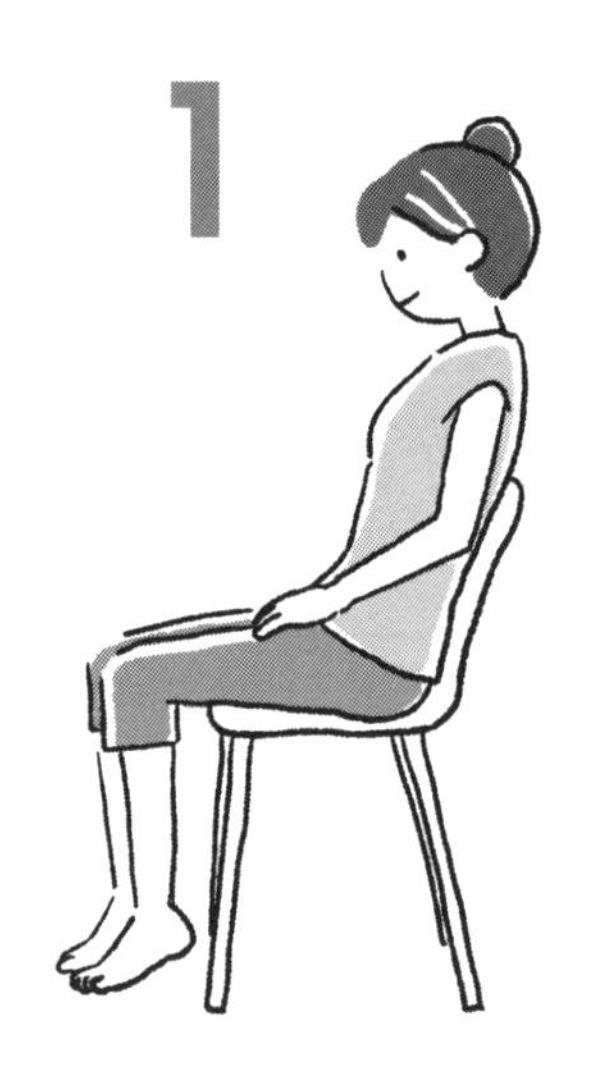

イスに深く座り、背もたれに背骨をつけて体重をかける。鼻からゆっくり大きく息を吸う。

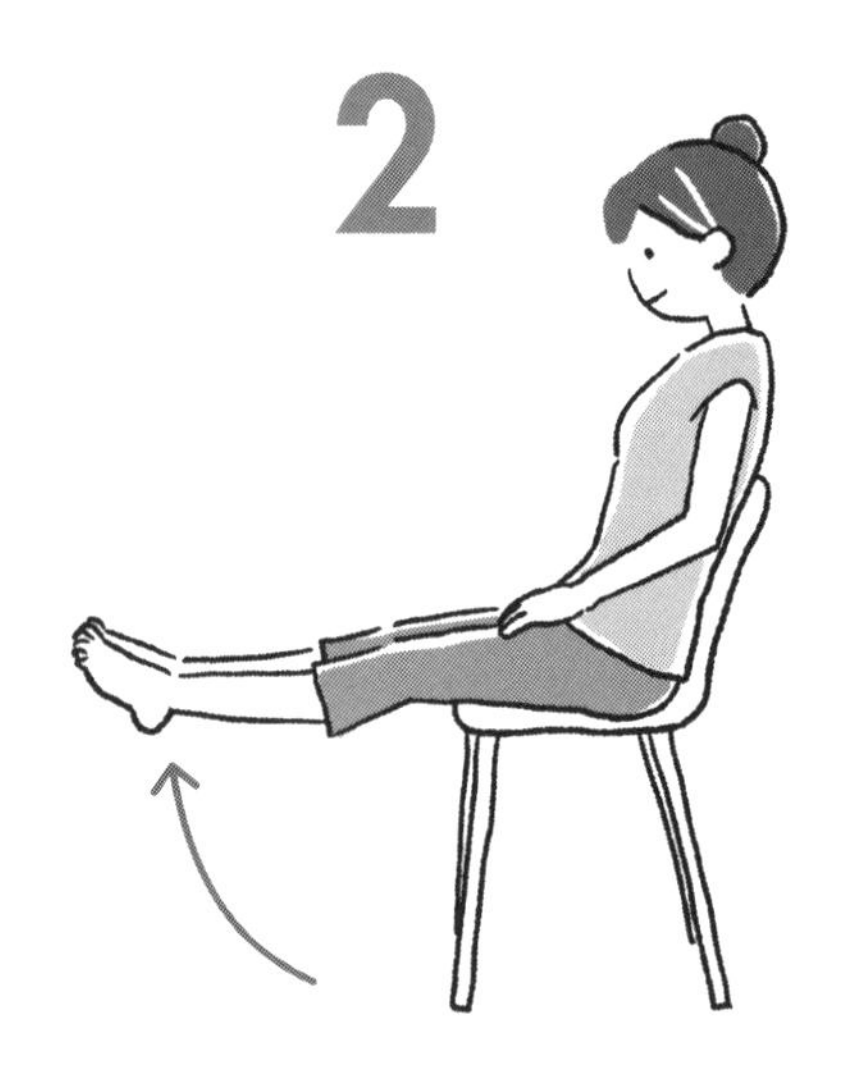

口から細く長く息を吐きながら、両足を持ち上げ、腰からまっすぐに。力まず、ピーンと伸ばした状態をキープ。

イスに深く座りながら両足をピンと前に伸ばした状態で、足首を上下にクイッ、クイッと動かします。

ポイントは、足の指先を意識して伸ばしたまま、足首をクイクイすること。

その動きに合わせて、ふくらはぎの筋肉がストレッチされ、下半身全体の血流がよくなります。

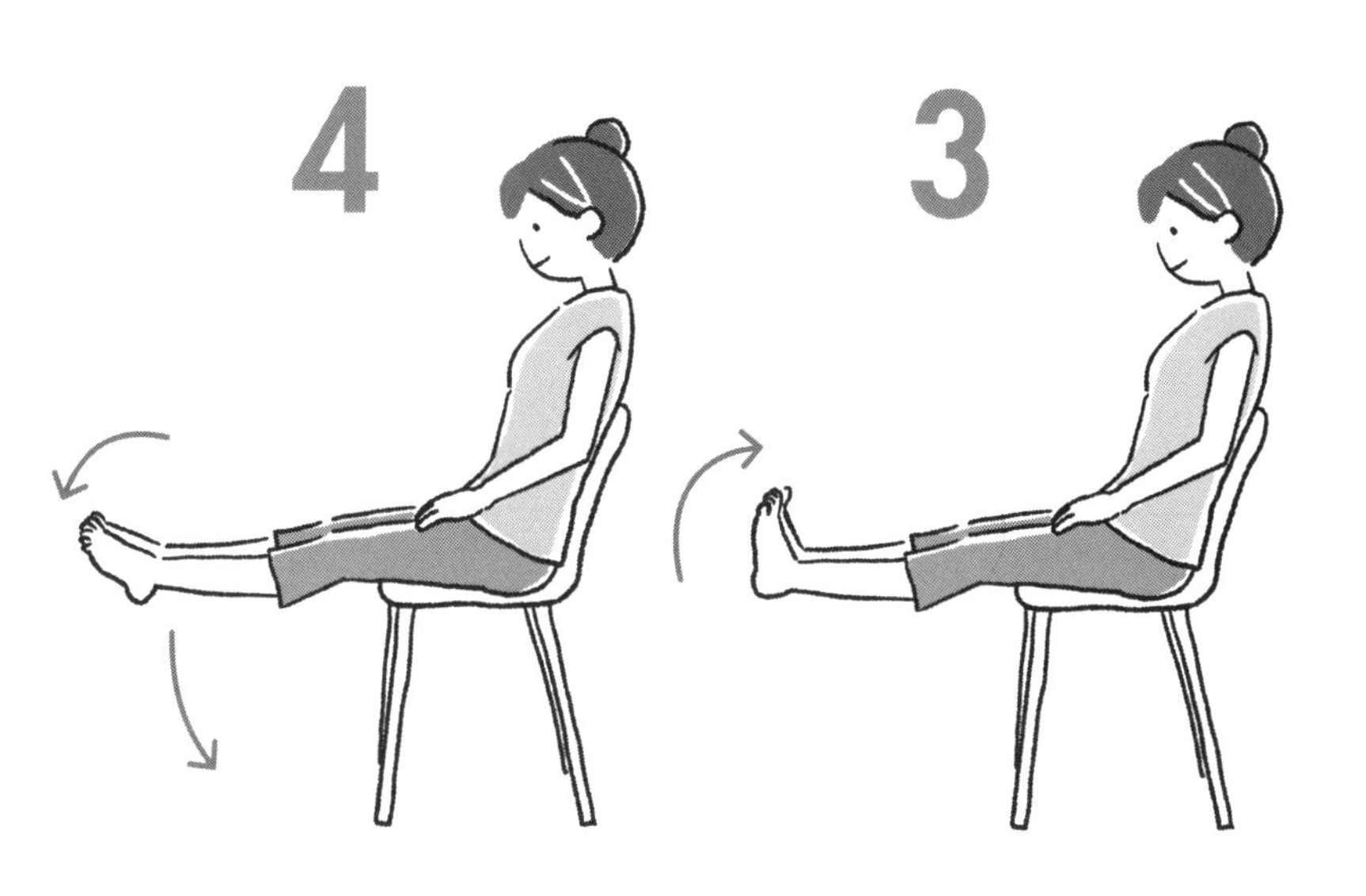

一度、鼻から息を吸って、口から吐きながら、つま先を上にピンと立てる。このときふくらはぎとアキレス腱がグッと伸びていることを意識して。

息を口から吐きながら、つま先を前方に伸ばす。小さく息を吸い、吐きながら足の裏をストンと地面に下ろす。これを3回くり返す。

両足パタパタ体操

イスに座り、足先をつま先、かかとの順で１、２、３、４とパタパタと外に開いていき、今度は元に戻すように５、６、７、８で閉じていきます。

ポイントは２つ。パタパタのときに足首を上下させること、がばっと大きく股を開くこと。これはふくらはぎの筋肉を刺激しつつ、太ももの筋肉を動かし、腰から下の血流をアップさせるためです。呼吸は気にせず、自然に、リズミカルに。

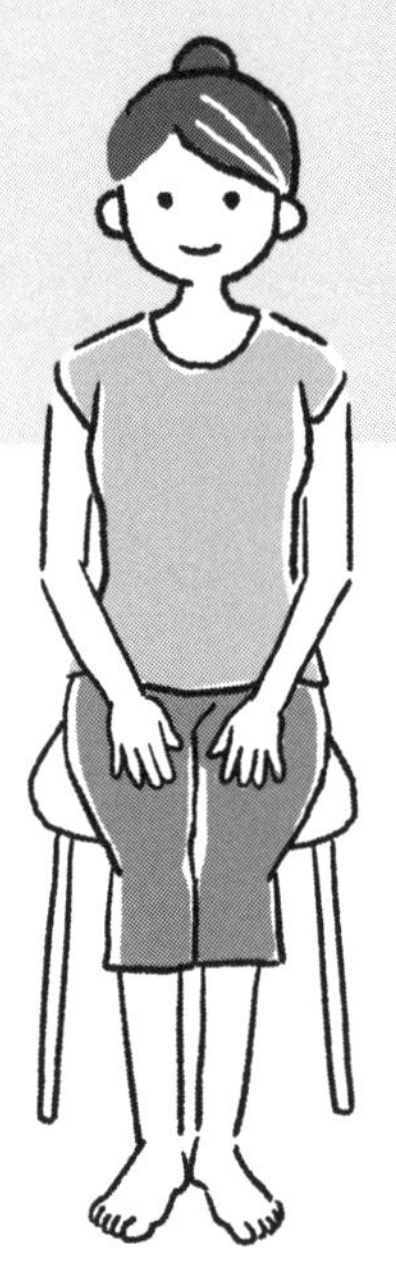

1

イスに浅めに腰掛け、
つま先を少し開き、
リラックスする。

2

まず、かかとを上げ、つま先立ちに。つま先を軸に、かかとを外側に開いて足裏を床につける。次にかかとを軸につま先を外側に開き、足裏を床につける。

つま先とかかとを交互に軸にし、外側に広げながら２回パタパタと上げ下げする。

3

今度は内側に向けて２回パタパタと上げ下げする。
これを３回くり返す。

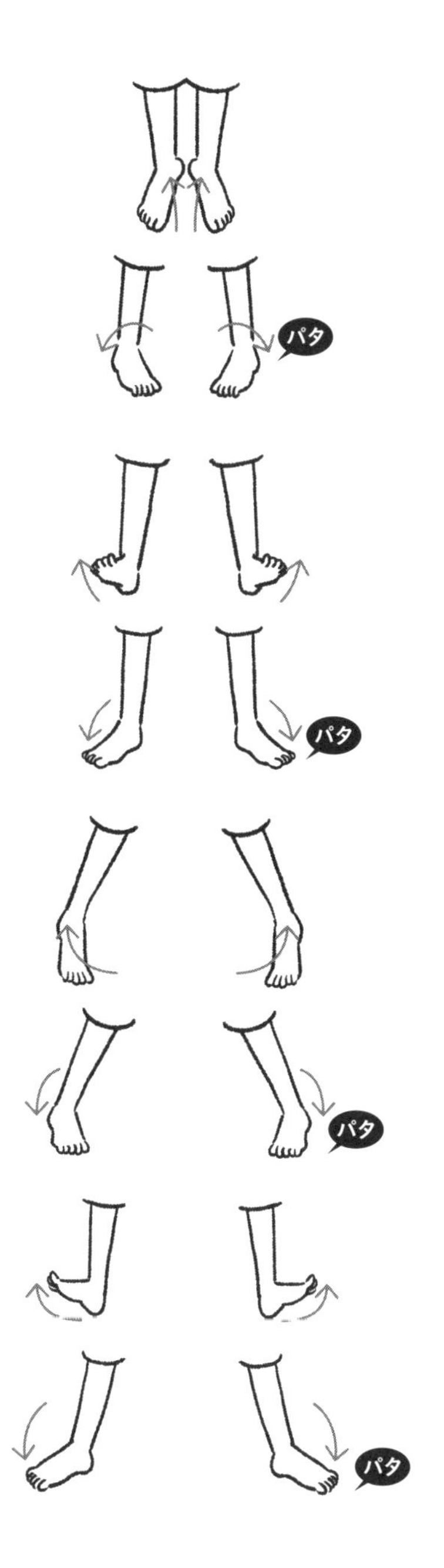

5

シャガノバ体操

ここまでご紹介した４種類だけでも十分ですが、さらに血流を上げたい、という人におすすめの体操がこれ。効果は抜群ですが、ひざが痛い人、足腰が弱った人などは、転倒に気をつけて、自分のペースで行ってくださいね。

足の裏を地面につけたまま、しゃがみます。そして、手を足首へ。その姿勢のまま、できるところまで足を伸ばし、ひざをぐっと伸ばしてきついなというところで終了。

しゃがんで、伸ばすから「シャガノバ」。回数は、１回か２回で十分です。

大腿動脈など足先に伸びる太い血管が近くを走っている、ハムストリングスという太もも裏の大きな筋肉が動くので、下半身全体の血流を改善することができます。

1

しゃがんで足首をつかむ。手の親指は内側向き、くるぶしをつかむ。視線は下向き。鼻から大きく息を吸い込む（かかとが上がってしまう人はそれでも構いません）。

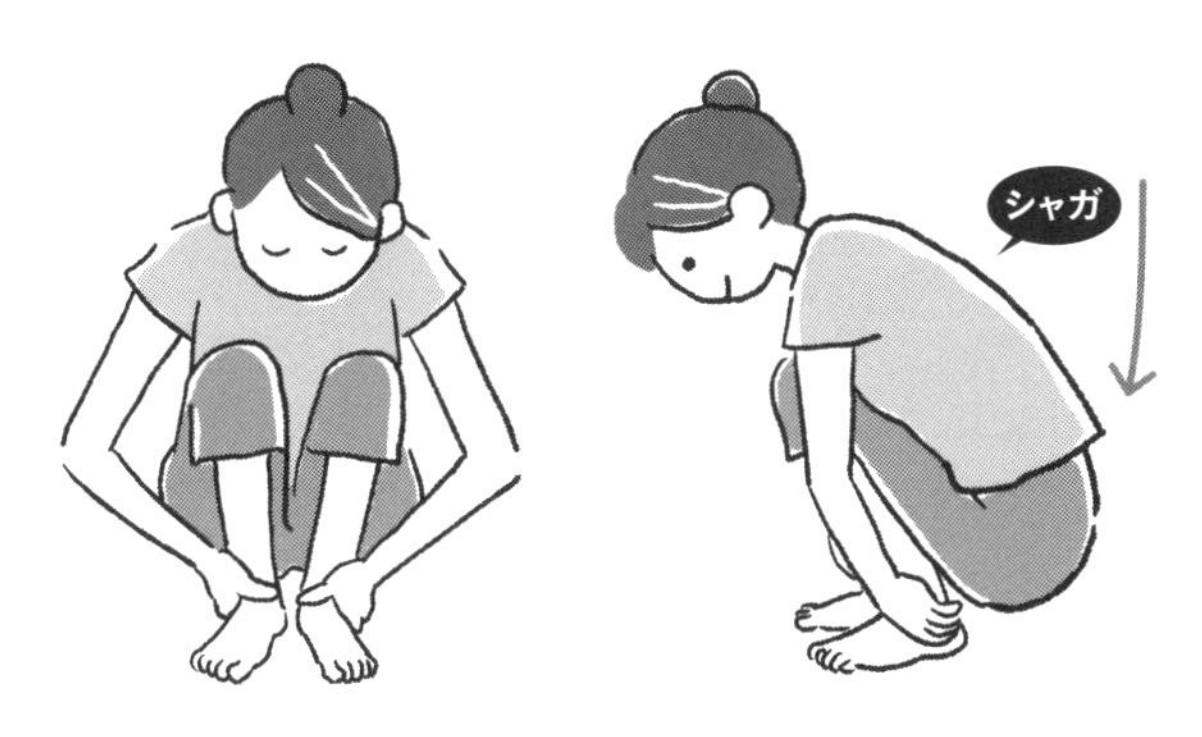

2

口からゆっくり息を吐き、おしりを持ち上げていき、足を伸ばしたところで息を吸ってひと休み。その後、ゆっくり息を吐きながら、1の姿勢に戻る。

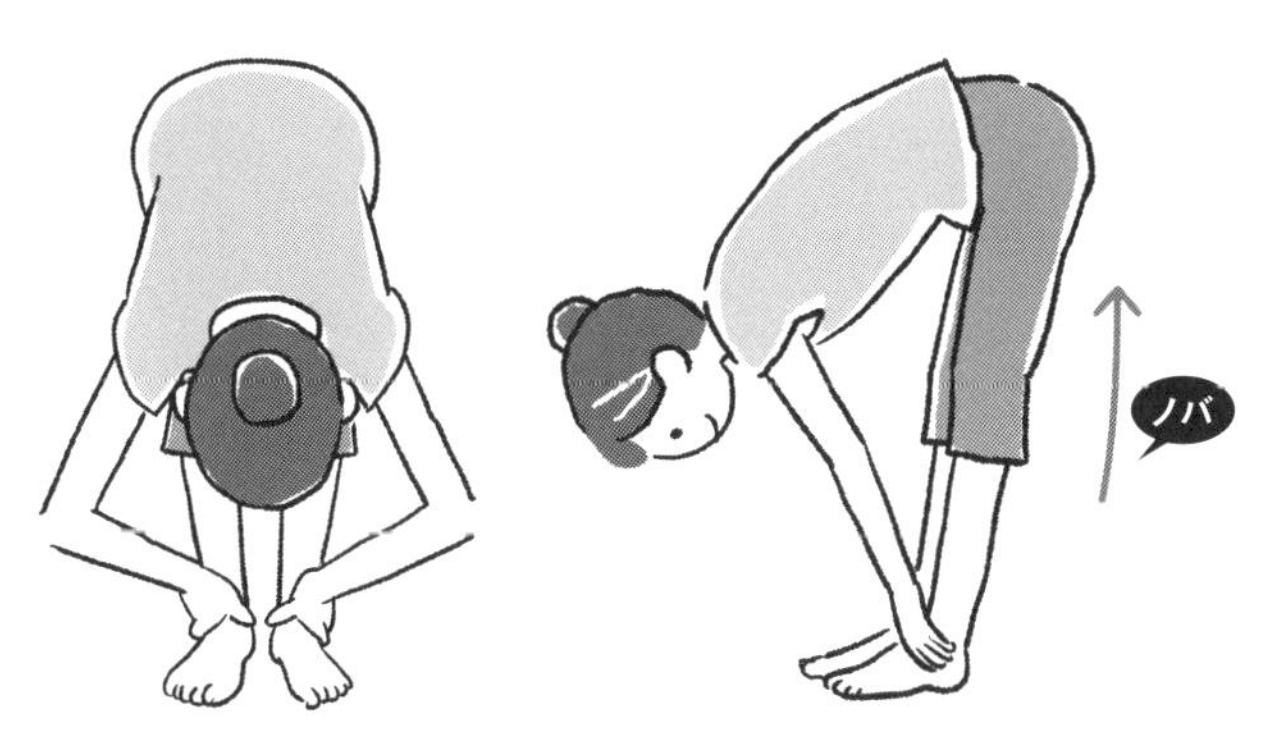

「すき間時間血流アップワザ」は

この5つ!

いつでも、どこでも気軽にできる、
超かんたんな血流アップワザもご紹介します！
好きなときに、好きなものを行って。
「1分間血流アップ体操」と合わせて
行えば、効果もグーンと
アップしますよ。

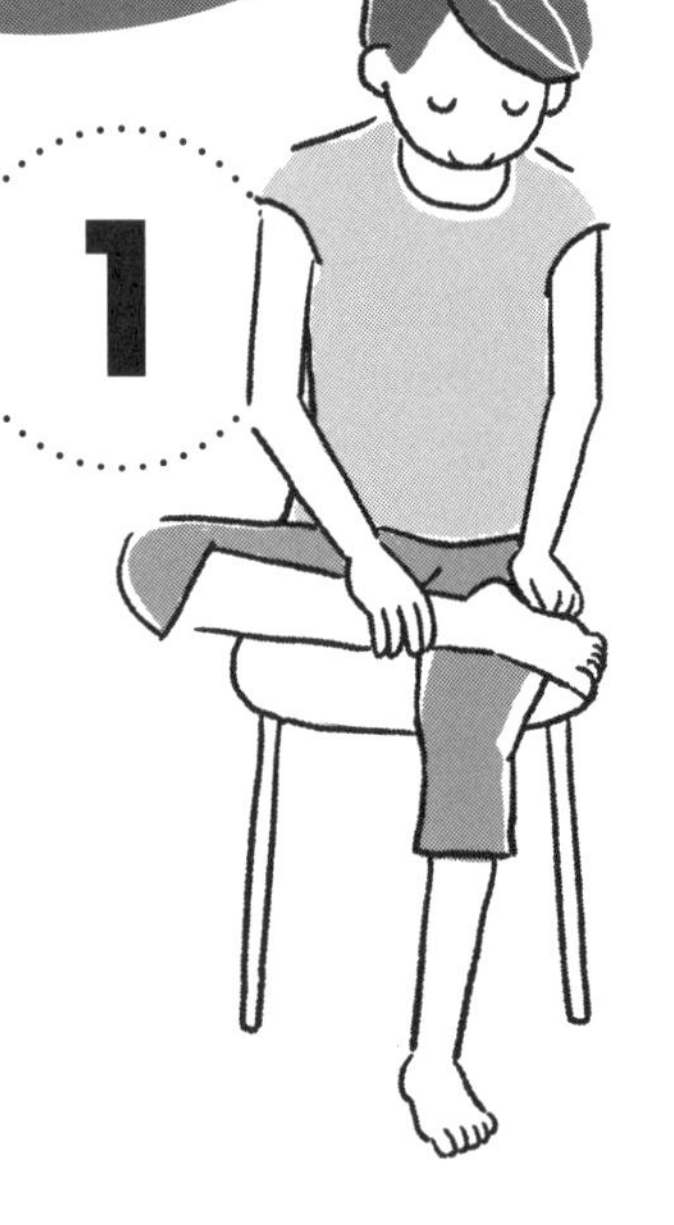

足裏たたき

足を組んで、足の裏を
トントンとたたくだけ

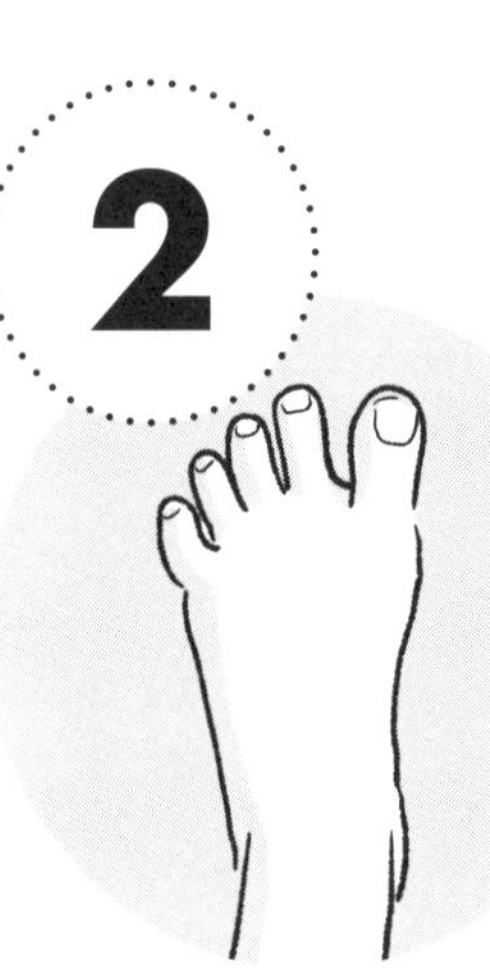

足グーチョキパー

足をグー・チョキ・パー！
パーがけっこう難しいですよ

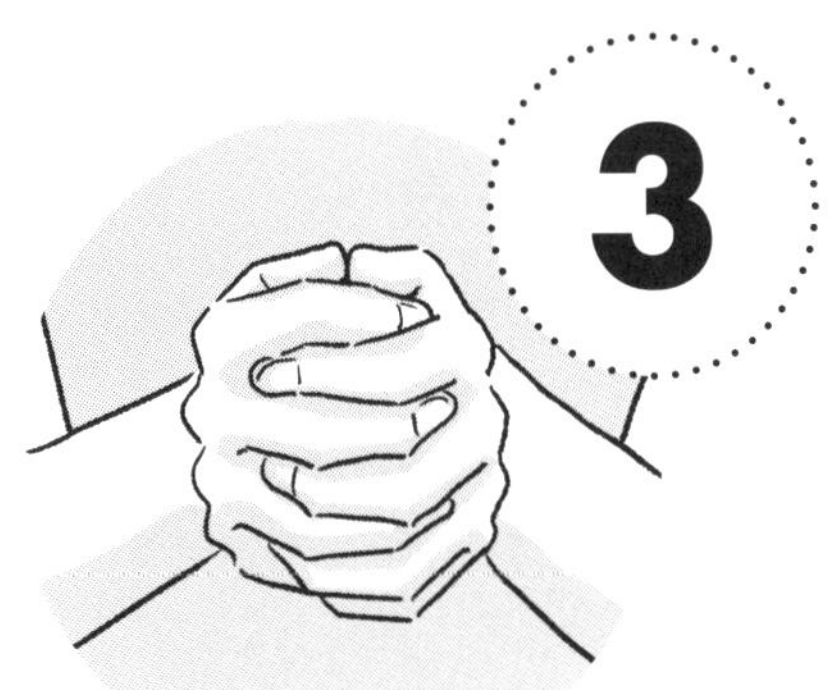

両手ニギニギ

指の横腹と横腹を
重ね合わせるのがポイント！

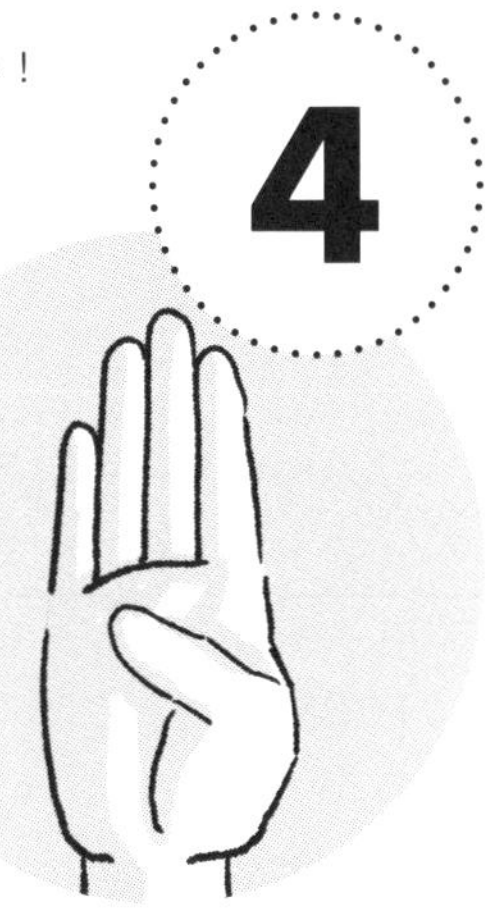

親指グルグル

ボケ予防にも効果的！

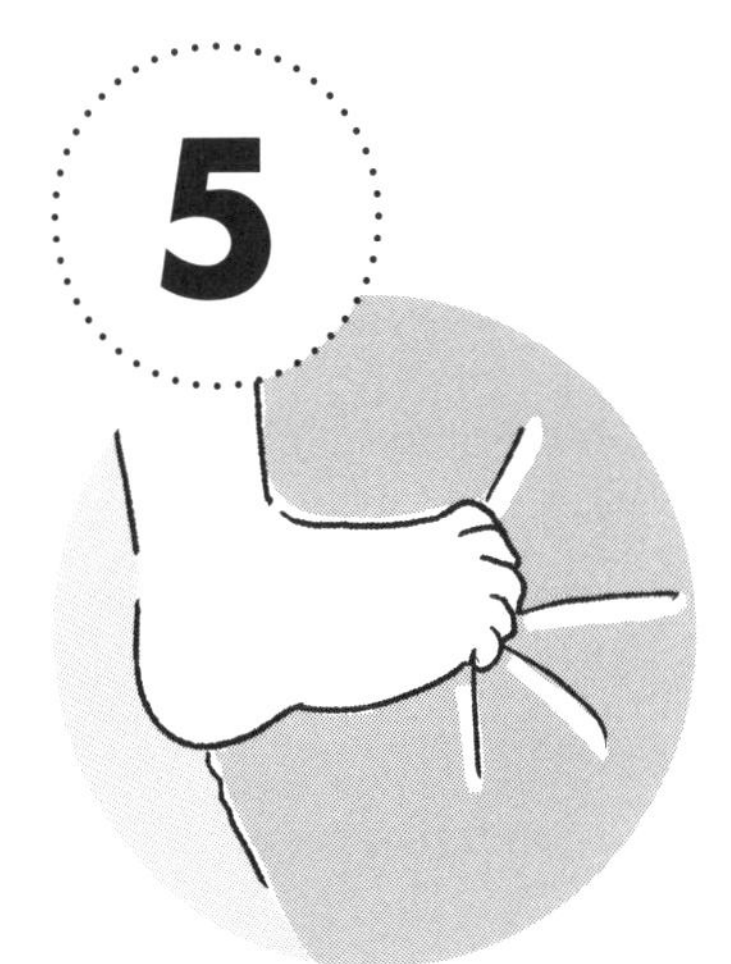

足先で タオルくしゅくしゅ

足の指でタオルを引き寄せて

1

足裏たたき

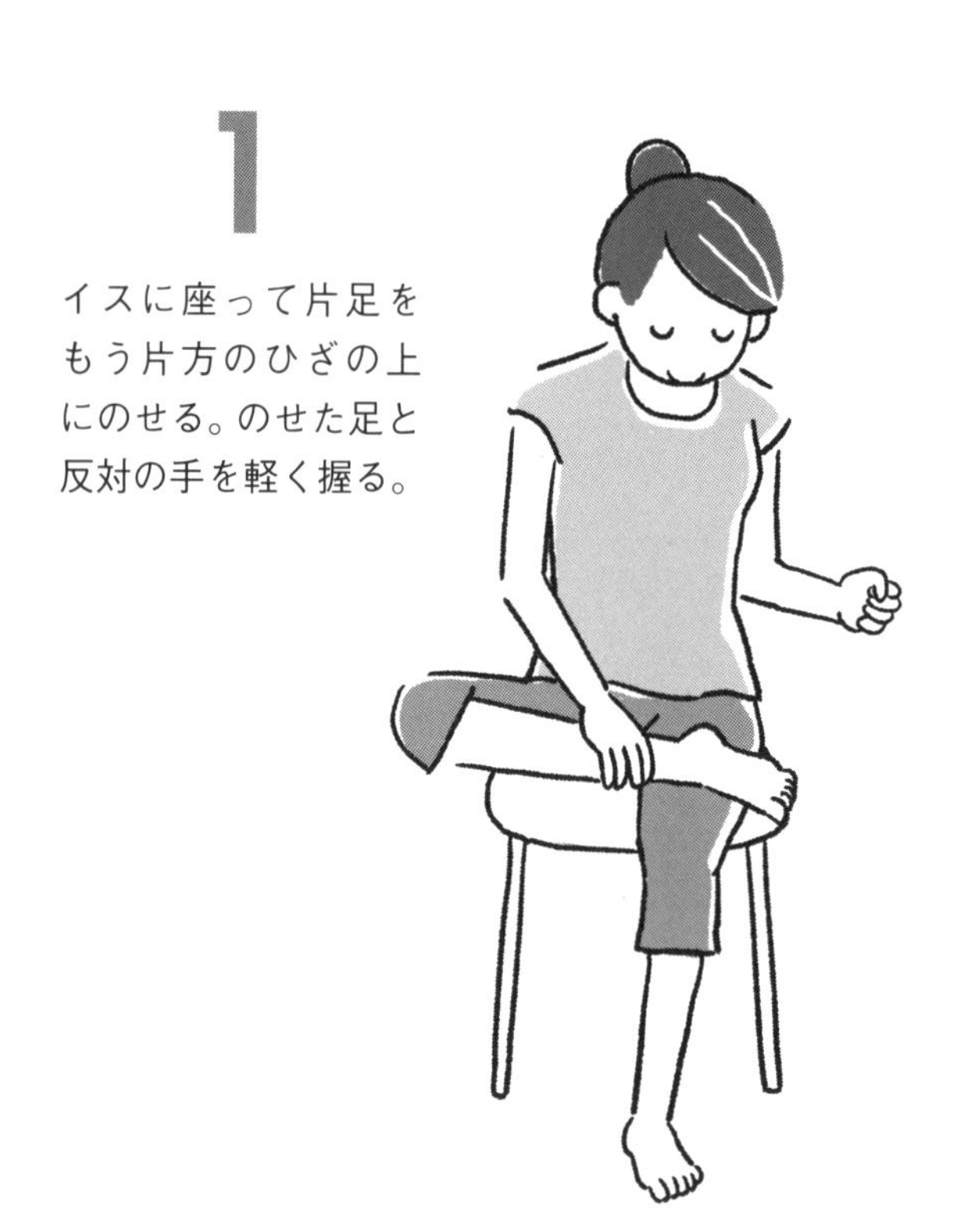

1

イスに座って片足を
もう片方のひざの上
にのせる。のせた足と
反対の手を軽く握る。

リラックスしてイスに座り、足を組みます。そして、足の裏の土踏まずとポコンと出た肉球のエリアをポンポンとグーでたたきましょう。

ここを刺激することで、足の指先の血流が改善。足先の冷えの解消などが期待できます。

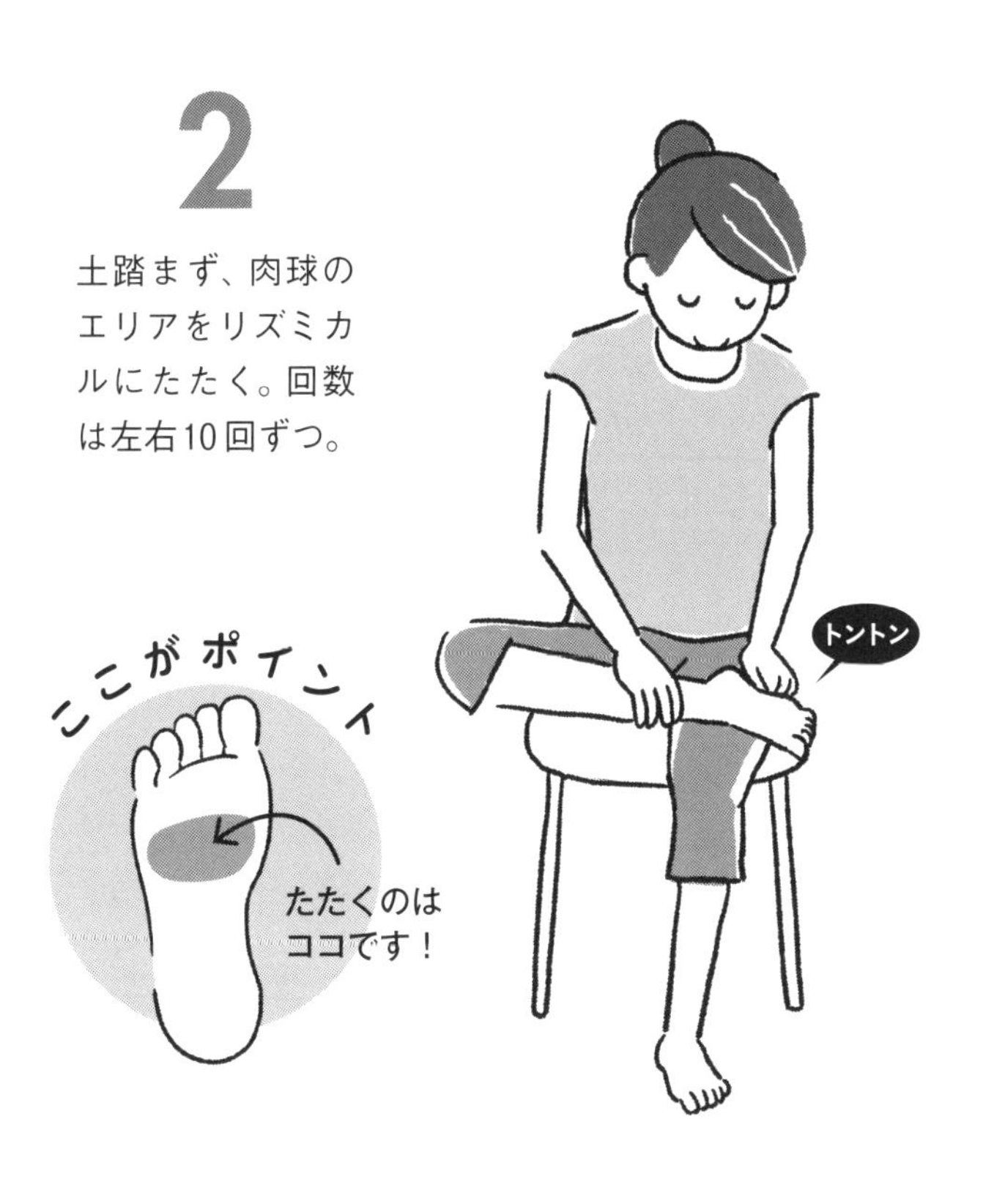

2

足指グーチョキパー

イスに座り、かかとを床につけ、つま先は少し浮かせます。続いて、グー、チョキ、パーと指を動かします。指の動きに合わせて、ひざから下の足全体の筋肉が刺激され、血流がよくなります。足首から先の筋肉を動かすことは脳への刺激にもなり、転倒予防の効果も期待できます。

ずっと靴を履いていると、足の指１本１本を動かす能力が低下してきます。最初は親指以外なかなか自由になりませんが、続けるうち、５指をパッとパーにすることができるようになるはずです。

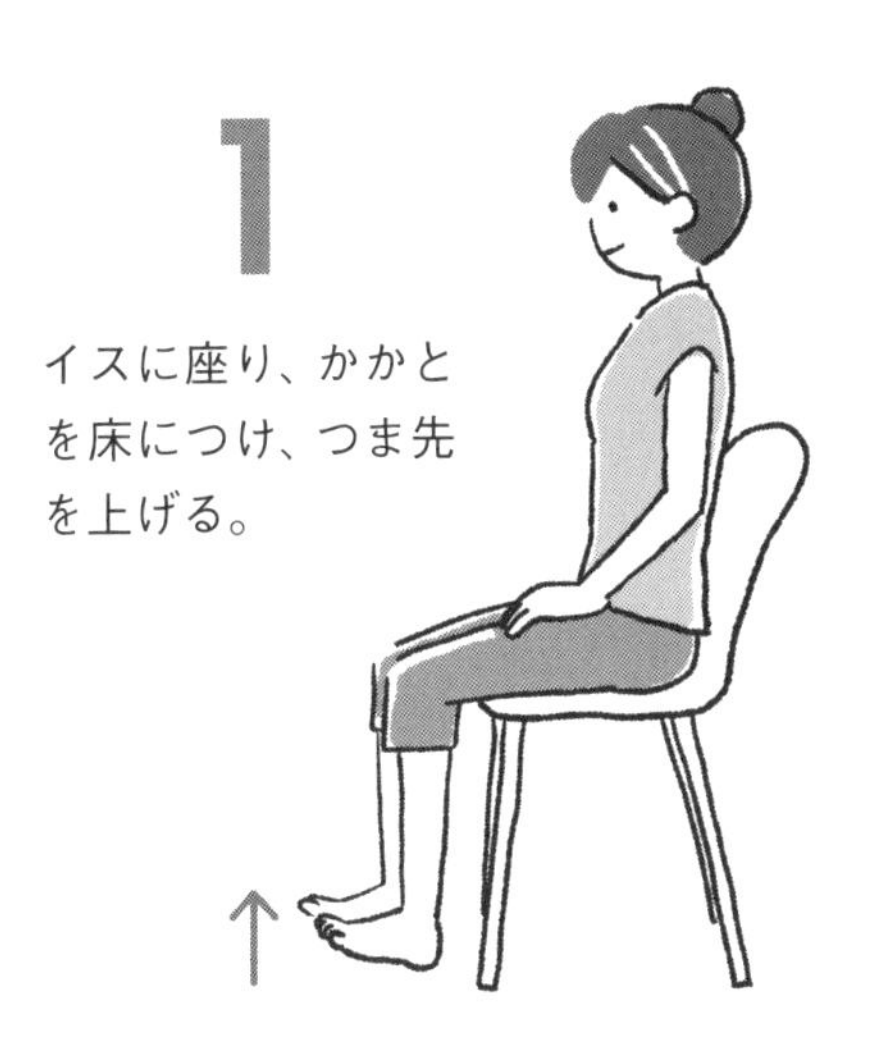

イスに座り、かかと
を床につけ、つま先
を上げる。

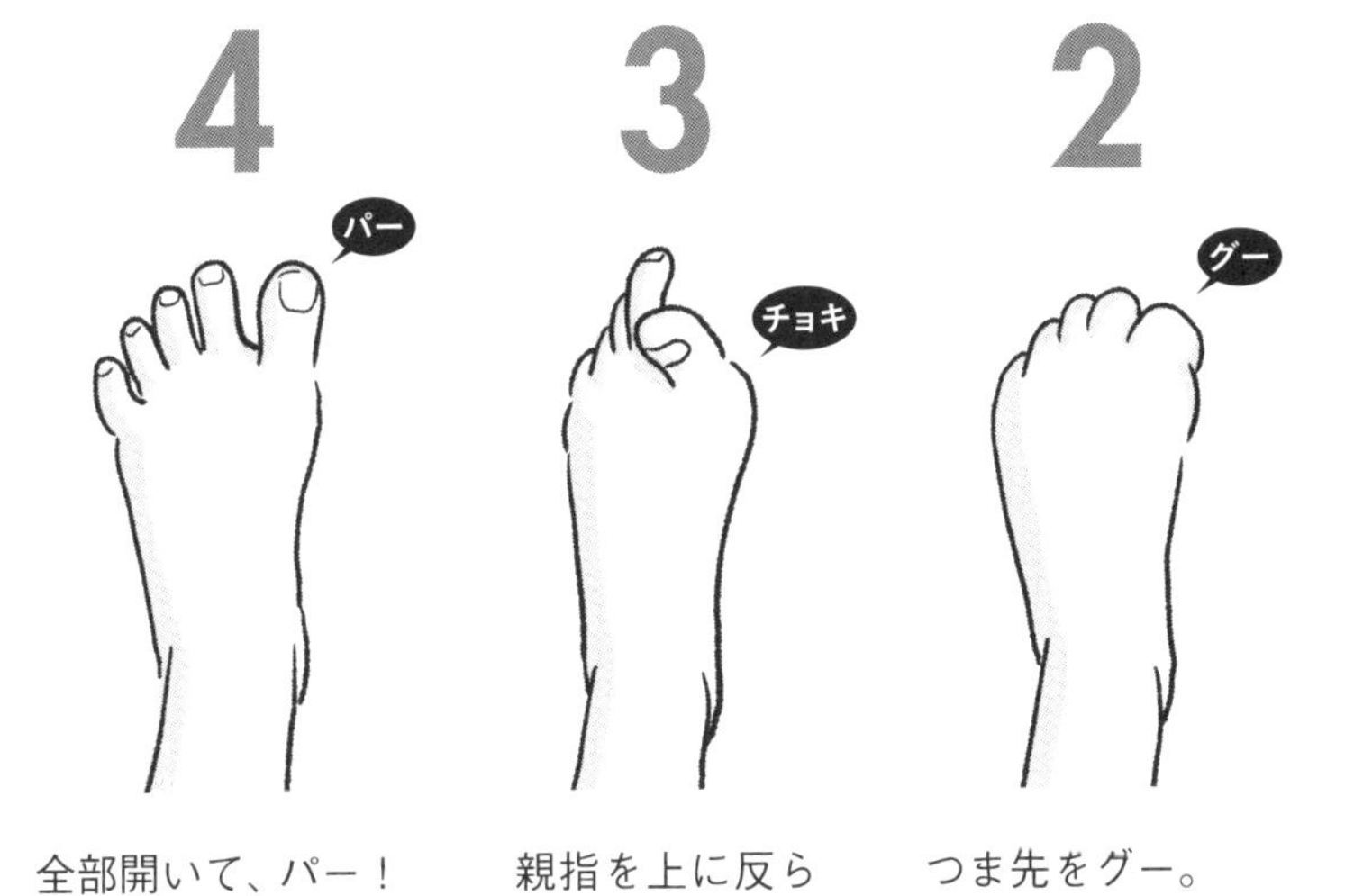

つま先をグー。
しっかり握って！

親指を上に反ら
せて、チョキ！

全部開いて、パー！
これを３回くり返す。

3

両手ニギニギ

両手を軽く握ります。

お祈りのように指を深く握りこむのではなく、指の横と横を重ね合わせ、編むように、ふんわり握ります。

そして、指先と指の腹、股をやさしく、ニギニギニギとリズミカルにもむように動かします。

指先の血流改善と、脳への刺激によってボケ防止の効果も期待できます。

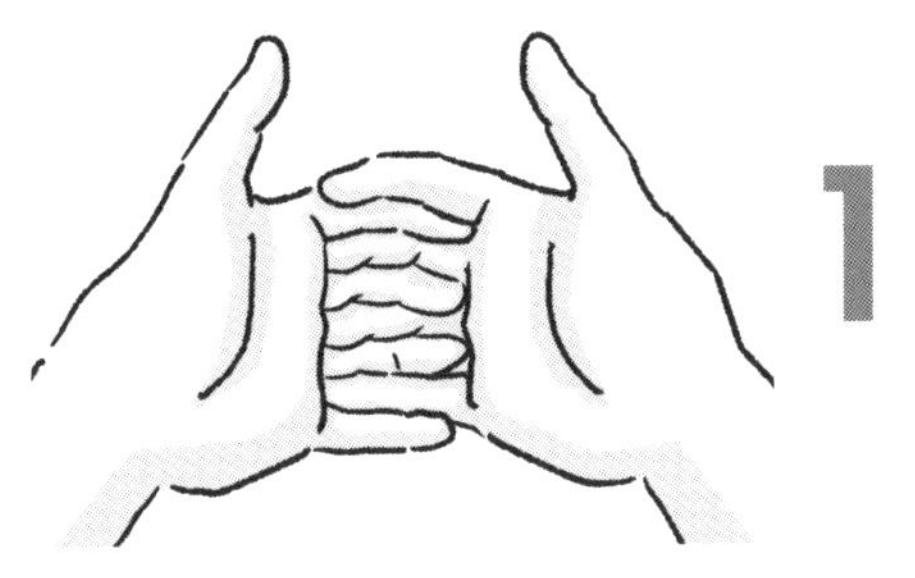

指の横腹と横腹を重ね合わせる。

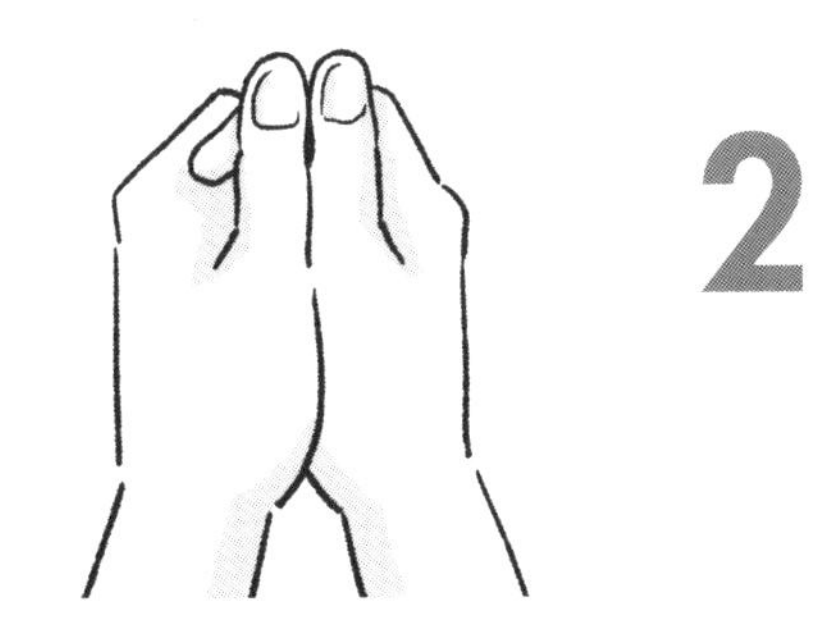

親指をそろえる。ほかの指は、指先が指の股に当たるようにする。

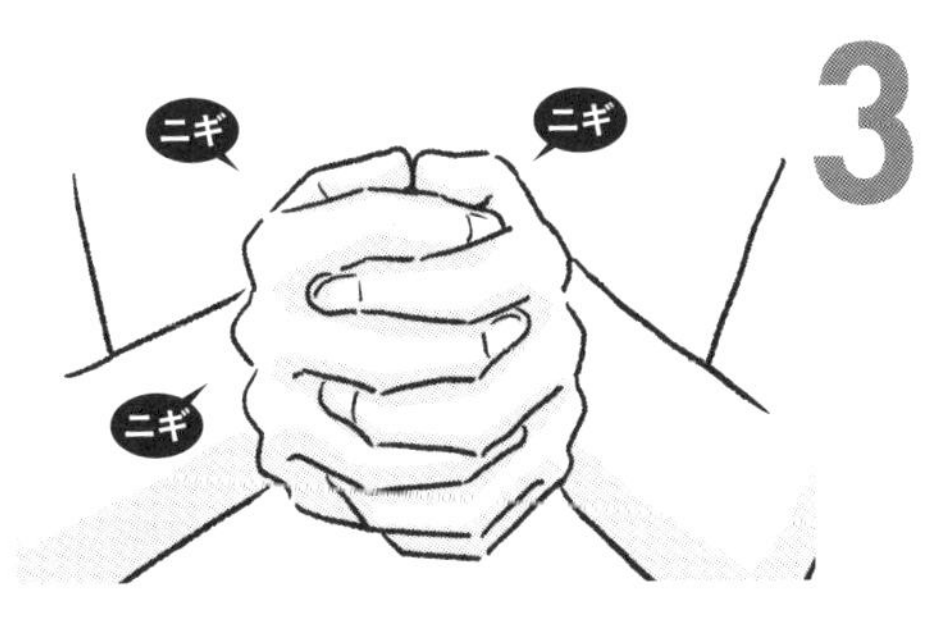

ニギニギニギともむように軽く力を入れる。10回くり返す。

親指グルグル

開いて、閉じて、ぐるりと回す！

この動作で、手と腕の血流を改善します。

親指はほかの４本の指とは違い、動き方が立体的。ものを握る、つかむ動作は、親指がなければ難しくなります。これだけ器用に動く指は、ほかの哺乳類の指にはない特徴で、脳の発達にも大きく関係しています。

親指を意識的に動かすことはボケ予防にも役立ちます。

1 手のひらを上に向け、親指を開く。

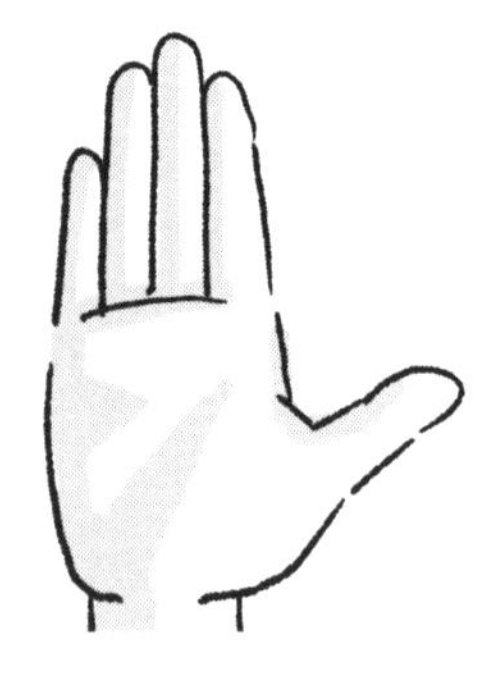

2

閉じて、開いて、
小指の付け根に。

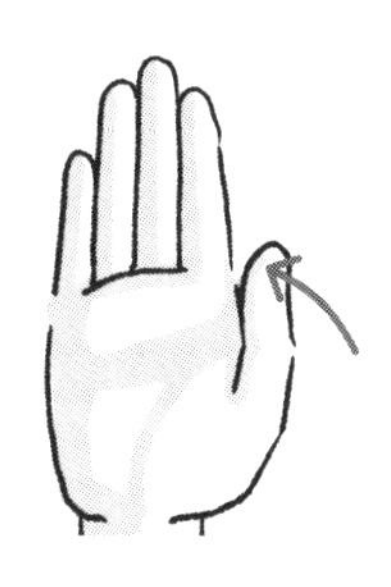

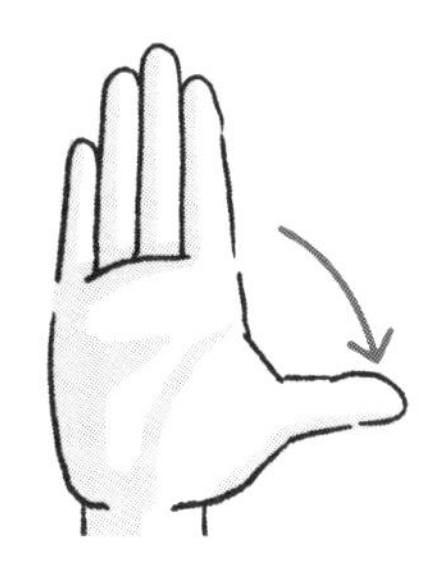

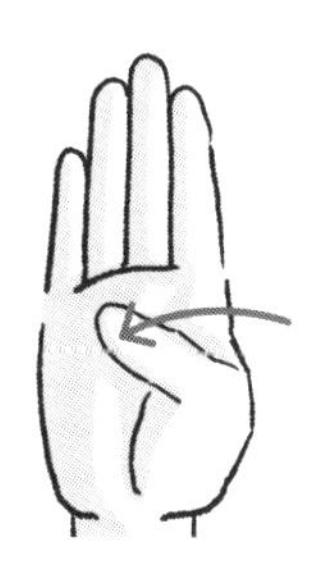

3

開いて、ぐるりと回して、
閉じる。左右3回ずつ。

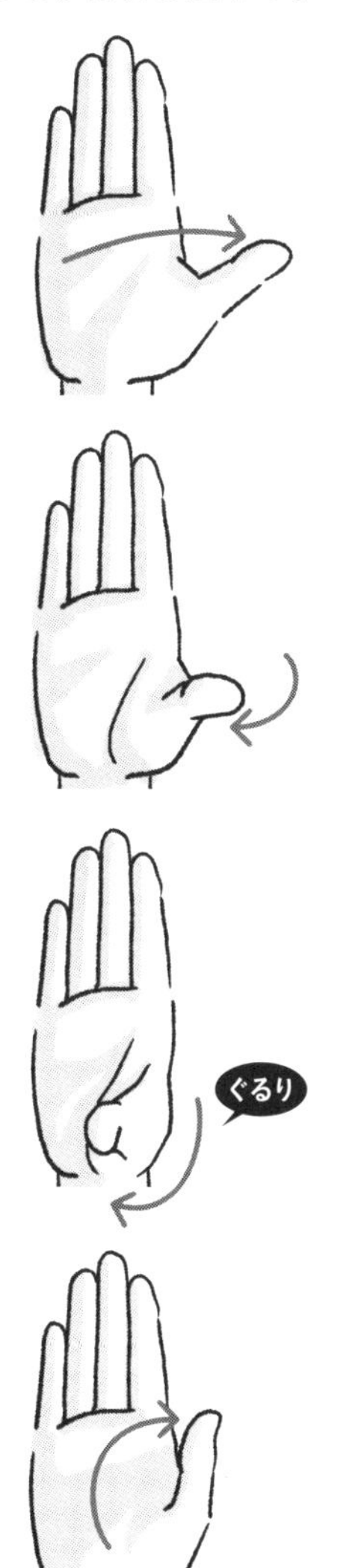

5

足先で
タオルくしゅくしゅ

イスに浅めに腰掛け、足元にタオルを敷きます。

ひざを直角にして、足をタオルの上に。

指全体を動かして、タオルを手前に、くしゅくしゅと引き寄せていきましょう。

足首から先の筋肉をすべて使うので、ひざから下の血流が大幅に改善。冷え、しびれ、むくみ等の症状に効果があります。

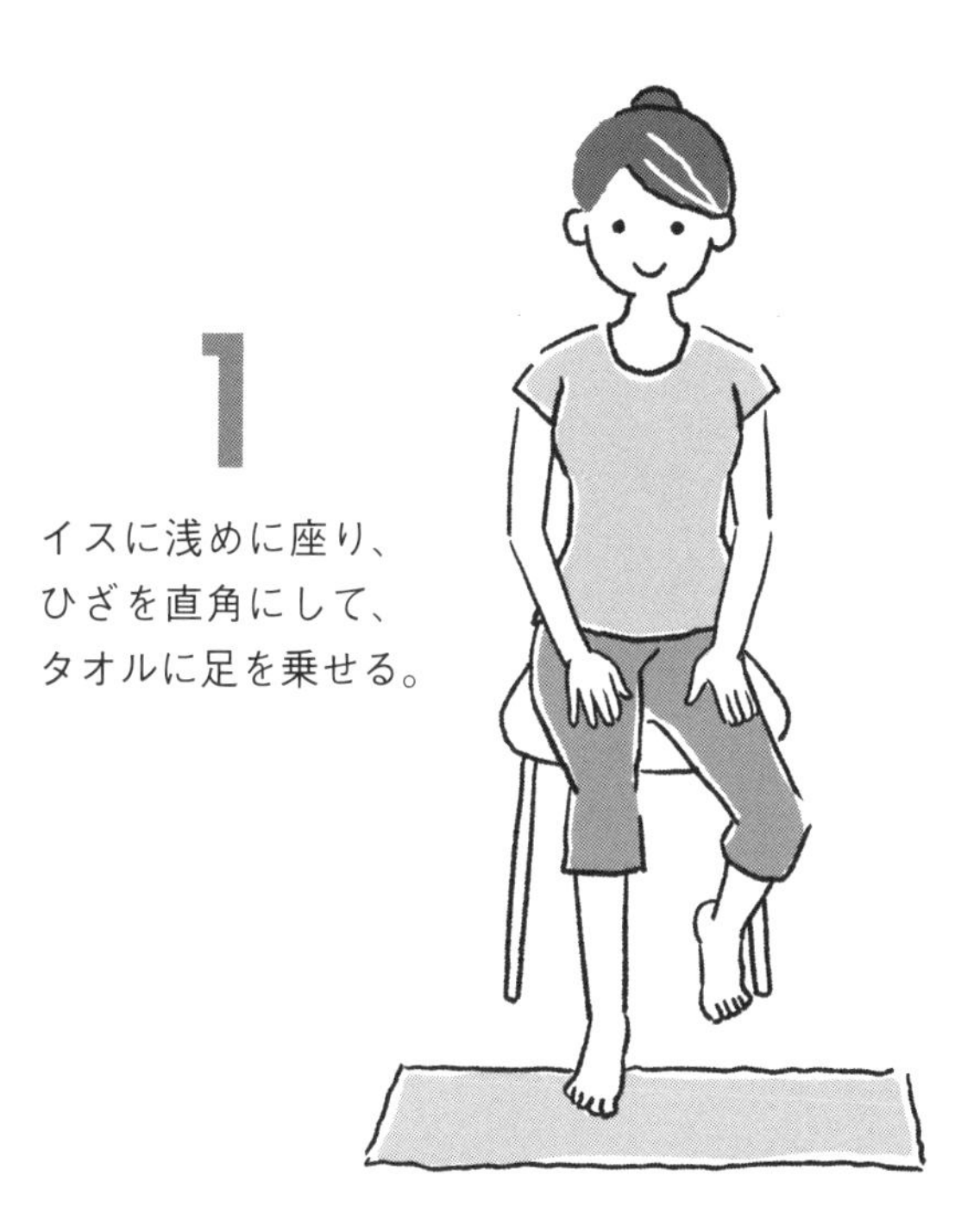

1

イスに浅めに座り、
ひざを直角にして、
タオルに足を乗せる。

2

タオルを足でつかみ、
引き寄せる。足をはなし、もう一度つかみ、
引き寄せる。
左右3回ずつ。

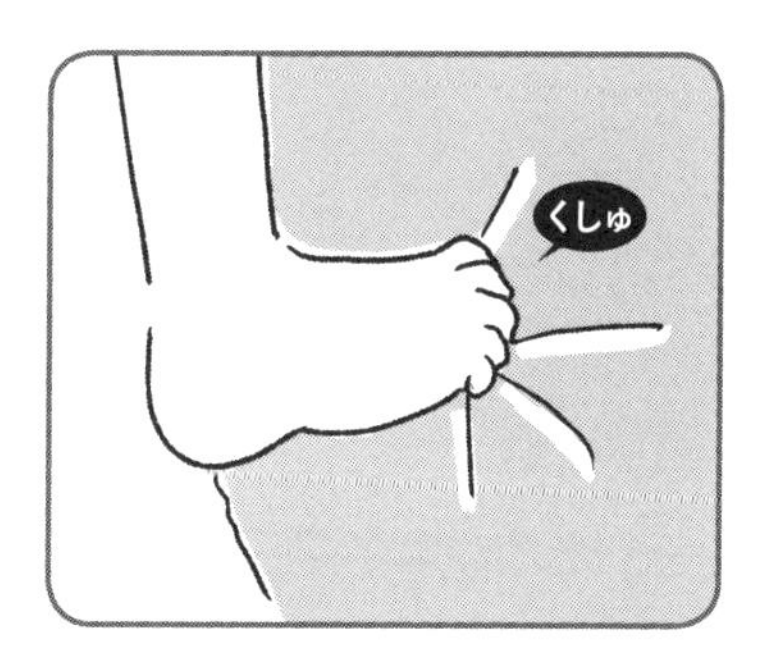

第3章

少しのことに気をつけるだけ！血流を整える入浴のコツ

血流を整える
入浴のコツ
1

お風呂は肩までつかるな!

「1分間血流アップ体操」で血液の量が増え、血流がよくなると体がポカポカと温まります。これによって、免疫力が高まり、病気を遠ざけることができます。じつは、**お風呂に「上手に」入ることで、体操をしたのと同じように血流をアップさせることも可能**なんです。

「1分間血流アップ体操」と合わせて、ここからご紹介する血流を整える入浴のコツを実践していただければ、さらに健康効果をアップさせることができますよ。

さて、まずお話ししたいのは、**「お湯の量」**についてです。
体をどこまでお湯につけるか。これがとても重要なんです。
子どものころ、両親からこんなふうに言われたことはないでしょうか？

「肩までしっかりつかりなさい！」
「１００数えてから上がりなさい！」

もしかすると、今はあなたがお子さんにそう言い聞かせているかもしれません。しかも、もう十分に温まり、湯船から上がろうとしている子どもに「あと10数えるまでガマンして！」なんて言ってはいませんか？

じつはこの入浴方法、血流改善の観点から考えると、大間違い。
悪い入浴方法の代表例なんですよ。

理由はかんたん。**肩までつかると、血管が、水圧によってギューッと押さえつけられてしまう**からなんです。

心臓よりも高い位置まで湯につかってしまうと、静脈の圧よりも水圧が高くなります。それによって、手足や内臓の静脈がギュッと圧迫され、血液が心臓に向かって一気に移動します（この状態を、医学的には「心臓への静脈還流が増える」と言います）。心臓は増えた分の血液をくみ出すために、無理して働くようになります。

肩までつかっている本人は、「いい湯だな」と思っていても、**体は心臓に負担がかかるという「緊急事態」への対応に大わらわとなっている**わけです。

浴室での「立ちくらみ」が命をうばう

仮にこの状態のまま長風呂をしてしまうと、血流が落ちていき、心臓や肺に大きな負担がかかります。

そして、さらに大きな問題が、**「お湯から上がるとき」**に起こります。水圧でぐっと収縮し、心臓へ血液を戻していた手や足の静脈は水圧から解放され、一気に弛緩(しかん)します。しかも立ち上がりますから、重力によって下半身に向かって血液が勢いよく流れ出していく。

すると、一時的に脳へ送られる血液量が減り、目の前が暗くなります。起立性低血圧症といって、いわゆる立ちくらみが起き、フラフラと倒れてしまうわけです。これは、大変危険です。

もし、昔ながらの深い湯船だった場合、倒れた拍子に頭を打ち、意識を失い、溺れてしまうといった最悪のケースにおちいる可能性もあります。

事実、統計的に見ても、**自宅で亡くなる人が命を落としている場所は、**

圧倒的に「浴室」です。特に高齢の方は、加齢によって血管のやわらかさが失われているため、リスクが高まります。

とりわけ、医師から心臓が弱いと指摘を受けている方、高血圧の方は肩までしっかりつかってはいけません。立ちくらみ、脳虚血、失神の原因になります。

おすすめは、**みぞおちまでつかる半身浴。**これを守るためにも「湯量は腰まで」をルールにしましょう。

どうしても肩までつかってゆったりしたいときは、**38℃から40℃のぬるめのお湯で3分以内。**これならば心臓や肺にかかる負担を減らすことができます。「湯温」については次項でくわしく解説しますね。

血流を整える
入浴のコツ
2

夏は38℃、冬は40℃。お湯の温度は「数値」で確認！

血流を整える入浴法で湯量と並んで大切なのが、**「お湯の温度」**です。

最近の湯沸かし器には温度を表示する機能があります。ここで思い出していただきたいのですが、あなたは毎日、何℃のお風呂に入っていますか？

入浴に関する全国調査によると、日本人のお風呂の平均湯温は「41℃」だそうです。この数字を目にして、「ぬるめだな」と思った人は要注意。きっと、あなたが入っているお風呂は熱すぎます。そもそも、外国人に比べ、日本人は熱いお風呂が大好きなんですよね。

でも、湯温42℃以上の入浴は熱すぎて危険。**皮膚への刺激によって血圧を上昇**させます。熱いお湯は交感神経を刺激し、筋肉を引き締める作用があるので、筋肉の間を走る血管が収縮。リラックスできずに興奮状態になるだけでなく、血流が落ち、心臓への負担が増えてしまうんです。

当然、高齢者や高血圧の方にはおすすめできません。

ところが、高齢者になればなるほど、熱いお風呂を好む傾向があります。これは皮膚の「温熱感受性」の劣化によるもの。皮膚の表面に温点、冷点と呼ばれる熱い、冷たいを感じとるセンサーがあります。じつはこの温点、冷点の数は、年齢を重ねるごとに減っていきます。だから、**熱さ、冷たさを感じにくくなる**のです。

夏場、本人には「暑い」という自覚がさほどないのに、熱中症で倒れる高齢者が多いのはこのためです。

最新の研究によると、温点・冷点は、20代と70代を比べると約半分になってしまうというデータもあります。なかでも湯船に入るとき、**最初にお湯に触れる足先の温点・冷点は、20代に比べ、70代では3分の1ほどに。**その結果、熱い、冷たい、の識別が鈍くなり、子どもなら「絶対ムリ！」と飛び出すような湯温でも、おじいちゃんおばあちゃんは「ほぉう」と吐息をもらしながら肩までつかることができるわけです。

しかも、冬場などは手先、足先が冷えているので長風呂でじっくりと温まろうとする。これは疲労、脱水、血管虚脱（血管がひろがりすぎて、血流が落ち、脳へ必要な酸素や栄養素が届かなくなる）といった症状を引き起こす可能性があり、かなり危険な状態。**湯温は自分の肌感覚だけではなく、「数値」で見て把握しておくべき**です。

疲れを取りたきゃ、ぬるめで10分！

また、高温のお湯につかることは、入浴のメリットであるリラックス効果を妨げてしまいます。お風呂でリラックスするかどうかは「交感神経」と「副交感神経」の働きと深く関連し、湯温がその切り替えスイッチのような働きを果たしています。

副交感神経の働きが高まれば、精神的に落ち着き、末梢血管も拡張し、血圧は下がっていき、血流が向上。心臓の負担も軽くなります。

一方、交感神経の働きが過度に高まると末梢血管が収縮。末梢の血流が落ちるため、心臓はより多くの血液を循環させようと負担を強いられながら、働くようになります。当然、血圧は上昇してしまいます。

お湯がぬるめか、熱めかによって、入浴時に交感神経と副交感神経のどちらの働きが高まるかが決まるわけですね。

おすすめは、**断然ぬるめ**です。

ぬるめの湯温とは、**夏なら38℃、冬なら40℃**。

一方、**41℃以上が熱めの湯温**です。

体が疲れているときは、ぬるめのお湯に10分ほどゆっくりつかりましょう。お湯の量は、先ほどお伝えしたように、みぞおちあたりまでです。

これで副交感神経が働き、末梢血管が拡張。入浴から5分経過すると、白血球、リンパ球、NK細胞など免疫力を支える免疫細胞が増えることがわかっています。

もちろん、血流も整い、体のすみずみまで栄養と酸素が行き届き、疲労物質も回収・排出されるので、疲れが軽くなります。

血流を整える
入浴のコツ
3

脳のリラックスには40℃の足湯、手湯

入浴法としておすすめしたいのが、手軽にできて、血流がアップする、**「足湯」**と**「手湯」**です。

足湯は、足のくるぶしの少し上までをお湯につけて体を温めることで、全身の血流がアップします。

特に、**高血圧や体力が落ち、入浴によって疲労を感じやすい人にはもってこいの健康法**です。

まずは深さのある桶(おけ)やバケツを用意し、お湯をためます。湯船と違い、

すぐに熱が飛んでしまうので、42～43℃の熱めのお湯を入れ、40℃くらいに下がったところで足をつけるイメージで準備しましょう。

足湯には半身浴と同じ程度の効果があるとされ、足先を温めることによって血管がひろがります。〝第二の心臓〟と呼ばれるふくらはぎなど、足の血液の循環をよくし、内臓の血液循環を改善させます。

手湯の場合は、洗面器などに同様の温度のお湯を張り、手首から先をすっぽりとつけます。

手にも足にも、指先には交感神経に働きかける神経細胞の線維が集中しているので、40℃前後の湯温で緊張を取っていくと、脳がリラックスしていきます。

足湯、手湯ともに時間は1分間を目安に。1分つかったら、1分休み、また1分というセットを5回くり返すと効果的です。

全身がつかるわけではないので、昼休みの間や家事の休憩中、テレビを見ながらなど、「ながら入浴」が可能。それでも半身浴に近い効能が得られます。なぜなら、指先には、皮膚の血管運動を支配する神経が集中しているからです。

この神経は脳の視床下部の体温調節中枢につながっていて、温かいお湯で指先の血管を刺激することで、体温を上げることができます。

寒い冬や、クーラーのきいた夏に冷えを感じたときなど、1分間の足湯、手湯をためしてみてくださいね。

足先、手先がポカポカと温まり、そのぬくもりが次第に体全体へとひろがっていくことを実感できるはずです。

血流を整える入浴のコツ
4

頭の中をクリアにしたいときは43℃のシャワー！

寝覚めの悪い朝など、頭をシャキッとさせたいときには、熱めのお湯を使うといいでしょう。

43℃の湯温で交感神経を刺激し、体から目覚めさせる。

すると、体をふくころには、シャキッとしてきます。

ただし、先ほどもお伝えしたように、高温のお湯に長くつかるのは危険です。朝から43℃のお湯に入ってしまうと、温度と水圧によって受けるストレスが強くなりすぎ、湯上がりにはかえってだるくなってしまうこともあります。

あくまでもリフレッシュが目的ですから、湯船につかる必要はないんです。

寝覚めの悪い朝は、熱いシャワーをシャーッと浴びる。これから仕事だ、宿題だという前に、集中力を高めたいときにも熱いシャワーです。シャーッと。

すると、**肌の表面から交感神経が刺激され、頭も気分もスッキリ**します。寝苦しい熱帯夜のあとなど、ぜひ、おためしください。

一方、「今日は1日、とっても疲れたな……」という夜は、**副交感神経を刺激**してあげましょう。シャワーではなく、湯船にたっぷり40℃のお湯を張って入るといいです。

特に最初の3分は肩までどっぷりつかって、体がフワッと軽くなる浮力を感じること。こうしてつかると、体感する体の重さは9分の1に。関節や筋肉への負荷がぐっと減り、副交感神経が刺激され、とてもリラックスした状態になります。

3分経過したら、湯船の中にイスを入れる、またはお湯を少し抜くなどして、楽な姿勢での半身浴に移りましょう。

全身の筋肉が浮力を感じたことで、「重力」という緊張から解放されていますから、だらりと半身浴を続けることで血流が改善。**体のすみずみまで栄養と酸素が運び込まれるだけでなく、疲れの原因となっている老廃物が運び出されます。**

疲れた夜の入浴のポイントは、最初の3分間は40℃で肩までつかって全身浴、次に半身浴。

これで血流が整い、疲労が取れ、体のむくみも改善されます。

血流を整える入浴のコツ

5

〝第二の心臓〟を動かすために湯船で「足先クイクイ体操」

第2章でご紹介した「1分間血流アップ体操」のうち、「**シャガノバ体操」以外の4つの体操は、お湯につかりながらでも行えて、とても効果的**です。

ただし、お湯はぬるめの38℃で。熱めのお湯につかりながら行うと、心臓への負担が大きくなり、血圧も上昇してしまいますからね。

なかでもおすすめは、入浴しながらかんたんにできる「**足先クイクイ体操**」(76ページ参照)です。イスに座って行うときと同様に、湯船につかり、足を伸ばして（伸ばせない浴槽なら、入浴後に洗い場で行ってもOK）、つま先を上、前、上、前と、クイ、ストン、クイ、ストンと動かします。

すぐに〝第二の心臓〟と言われるふくらはぎの筋肉がググッと動いているのを感じるはず。温まり、血流のアップしている体に対して、さらなる刺激を加え、すっきりと疲労物質を洗い流す効果が期待できます。

お風呂で「足先クイクイ体操」をやるときは、湯量はみぞおちあたりまで。湯温は38℃、左右の足首を上、前に10回ずつ動かし、ふくらはぎを刺激しましょう。ただし、気分が悪くなったら、すぐに中止してくださいね。

エコノミークラス症候群の予防にも

ちなみに、この「足先クイクイ体操」には中高年の女性に多い「深部静

脈血栓症」を予防する効果があります。深部静脈血栓症は、別名「エコノミークラス症候群」と呼ばれ、亡くなる方も少なくない怖い病気です。飛行機や自動車などの狭い座席に長時間座り、立ち上がって歩き出したときに呼吸困難に襲われ、倒れてしまう。飛行機の乗客だけでなく、タクシードライバーなど、座りっぱなしの状態が続いた方が多くこの症状に見舞われています。

同じ症状は手術後に入院する場合がある、ＩＣＵ（集中治療室）でも発生しやすく、医療関係者は大いに注意を払っています。特に、しばらく寝たきりで過ごす患者さんの足には、電動でふくらはぎをもみあげていくフットポンプと呼ばれる機器を取りつけることも。

血液がスムーズに流れることは、体にとってそれだけ大切なことなんです。

血流を整える
入浴のコツ
6

腰痛にはお湯の中で「足指グーチョキパー」

お風呂で使うハンドタオル。これを使って血流を整える体操を行うことができます。

まず、入浴中、湯船の底にタオルを沈めます。そして、足の指を使ってタオルをつかんでいく。最初は5本すべてを使ってのグーの形で。次に親指を上向きにグッと反らせながら、その他の指で挟み込む感じでつかみます。これがチョキ。最後に、つかんだタオルを勢いよく、パッとはなして、パーで終了。

この3段階を1セットで1分の間に5回くり返します。

名づけて**「足指グーチョキパー・タオル体操」**。

狙いは、足指の筋肉を自分の意思で収縮させ、ゆるませることです。これによって血流が整います。

また、歩行するための筋力アップにもなるので、中高年以降の方にぜひ、ためしていただきたい体操です。

「チョキ」の動作が坐骨神経痛にダイレクトに効く！

足の筋肉を動かす神経と腰の神経はダイレクトにつながっています。

特に、第５腰椎（ようつい）と呼ばれる腰骨のいちばん下の骨は、腰痛やヘルニアと関係が深い部分。また、ここから出ている坐骨神経は腰からおしり、太もも、足の「モヤッ」とした痛みやしびれの原因となります。いわゆる**「坐（ざ）骨（こつ）神経痛」**です。

そんな症状に対して「足指グーチョキパー・タオル体操」はとても効果的。特に、チョキのときの親指をグッと上向きに反り返す動きが、腰の痛みを感じる第5腰椎から伸びる坐骨神経をダイレクトに刺激します（その際、ピリッとした痛みが出るようなら体操を中止してください）。

入浴時のこの体操の注意点としては、「足先クイクイ体操」と同じく、**湯量はみぞおちあたりまで。湯温は38℃。**
右足で5回、左足で5回、グー、チョキ、パーを。

ただしくれぐれも、足腰に不快な痛みが出た場合は、すぐに中止してくださいね。

血流を整える入浴のコツ 7

残り湯をペットボトルに入れて「仙骨」を温める！

残り湯を使った血流を整える方法を紹介します。

500mlの空のペットボトルをお供に入浴し、お風呂から上がるときその中にお湯を入れてください。

これにタオルを巻き、湯上がりに温枕として活用します。

温めるのは、**「仙骨」**です。

仙骨はちょうどおしりの真ん中あたり、尾てい骨の上にあります。ポコッとした尾てい骨のでっぱりの少し上に、平らな逆三角形になっている部分がありますよね。

いまひとつピンとこない場合は、おしりの割れ目の頂点に中指がくるよう手を回し、そのまま手のひら全体を腰に当ててみましょう。

ちょうど手のひらの部分が、仙骨のある位置に重なるはずです。

仙骨は骨盤の中心に位置していて、背骨と頭の土台となり、内臓を支える大切な骨です。また、それだけでなく血流の要所としても機能。下半身から心臓に戻る血液循環の重要なポイントです。

そのため、この**仙骨が冷えてしまうと、血流も低下**。血流のリズムも崩れ、頭痛、動悸、慢性疲労、体の痛み、足のしびれ、立ちくらみ、不眠、食欲不振、便秘、冷え性など、おもに自律神経系のさまざまな症状を引き起こします。

むくみの改善にも効果あり

逆に言えば、こうした症状の改善のためには「仙骨を温めること」が有効です。

そこで、入浴時に半身浴でしっかりと体を温めたあと、寝る前や夜のテレビタイムなどの間に、お湯を入れたペットボトルを仙骨の上にあてがい、温枕として活用。イスの背などに挟んで使ってもいいでしょう。

時間は、ペットボトルの中のお湯が冷めるまででけっこうです。次第に血流がアップし、下半身全体がポカポカとぬくもってくるのを感じられるはず。

この仙骨へのペットボトル温枕は自律神経系の症状だけでなく、生理痛や生理不順、むくみなどの改善にも効果がありますよ。

血流を整える入浴のコツ
8

1分のサウナでポンッと体温を上げて快眠！

温泉やスポーツクラブ、健康ランドなどでサウナに入るのを楽しみにしている人も多いでしょう。

ジーッと耐えて、じんわり汗を出し、ガッと水風呂に入り、再びサウナへ。そんなことを何回かくり返したあとの冷えた生ビールが最高です！と、その気持ち、わかります。でも、血流の面から言わせていただくと、**サウナからの生ビールは最悪**です！

特に、**中高年にとって、長時間サウナに入るのはリスクでしかありません。**

サウナでは大量の汗をかきます。室温が高いため、自分の体温の上昇についても自覚しにくい環境です。そんな状態で発汗による脱水が起きると、これは循環血液量の低下を招きます。

するて、減った分を補おうとして心臓と腎臓の負担が増し、血圧も上昇。これだけで高血圧の人はかなり危ない状態です。また、高齢者や糖尿病の人は皮膚の温感センサーが弱くなっているので、サウナによって自分の体がどの程度へたっているのかを感じにくくなっています。

しかも、限界まで耐えたあとに水風呂に入って、再び、サウナに戻る。するとサウナの熱と冷水によって、血管は過剰拡張と過剰収縮をくり返すことになります。まだ若く、血管に柔軟性のあるうちはトレーニング効果も期待できますが、中高年以降の世代にとっては完全に逆効果。**狭心症の発作も起こしかねません。**

さらに、湯上がりの楽しみとしてキンキンに冷えた生ビールをグイッと飲み干す。渇いたのどには最高のご褒美かもしれませんが、汗をかいて電解質を失い、疲労した体にとってはムチを打つようなもの。

ビールの利尿作用は水分補給を上回ってしまい、いくら飲んだところでますますのどが渇き、細胞内脱水を助長していきます。これでは細胞が欲している電解質の補給も進まず、疲れは増すばかり。

サウナに入ったあとや長時間の入浴のあとなどは、**スポーツドリンクを水で割ったハーフ&ハーフがおすすめ**です。

スポーツドリンク500㎖に対して、水も500㎖。こうすると糖質のとりすぎにならず、適度な電解質補給となります。もし、スポーツドリンクがなければ、クエン酸が豊富な梅干しと水という組み合わせもいいでしょう。

では、サウナには健康効果がないかというと、そうではありません。
発祥の地、北欧でサウナが発達したのには、厳しい寒さに理由がありま
す。日常的に低体温症になる可能性を抱えているため、強制的に体温を上
げるサウナが必要になったのです。

また、**人間がよく眠るためには、一度、深部体温を上げる必要があり、**
これが低下してくるときに深い睡眠が訪れます。この仕組みを考えると、
北欧の文化の中でサウナは眠りのためのステップになってきたのでしょう。

サウナでポンッと体温を上げて、ベッドに入り、ジワジワと下がってい
く間に安眠する。湯船につかる習慣があって生活環境の異なる日本ならば、
ぬるめのお湯でジワリと深部体温を上げていき、湯上がりに体温が下がり
はじめたところで布団に入るほうが安眠につながります。

日本人にとっては短時間でのリフレッシュ効果狙いこそ、最適なサウナの使い方といえます。

そのため、**サウナ内での滞在時間は、「1分」で十分。**

サウナの熱気は、1分でも十分に血管を開いてくれます。日々ストレスを感じている人は、交感神経優位でいつも手先や足先の血管が閉まっている状態。筋肉も緊張し、血流も落ち、発汗量も少ない。こうした問題を〝1分間サウナ〟で、一気に変えることができます。

あえて熱いところに入り、発汗を促すことで、体温も上昇。手足、足先の血管が開き、血流も改善し、リラックス効果を得ることができます。

つまり、短時間のサウナには、心肺系の負担を最小限に抑えながら、熱い刺激でストレスを解消する効果があるんです。

ただし、この場合もサウナ上がりのビールはガマンしてくださいね。

第4章

病気が寄りつく隙をつくらない！血がよくめぐる「すごい姿勢」

「年間540時間」の過酷な姿勢とは？

1日平均90分、1か月の間に45時間、**1年間で540時間**。日数にして**22日と半日**。これは、家庭の主婦、または主夫の方々が**1年間で「キッチンに立つ時間」**です。料理に皿洗い、これだけの時間、ほぼ同じ姿勢をとり続けているわけです。

私のクリニックでも「シンクの高さが体に合っていなくて、腰が痛い」「冬場は足元が寒くて、指先が冷えて仕方ない」といった声が絶えません。どちらの症状も血流のさらなる低下を招きます。たんに「しんどい」「つらい」とガマンしている場合ではありません。

1か月に30時間、1年間で360時間。年間15日間、両腕8kgの重さを

肩と首で支えながら操作している時間もあります。

なんだかおわかりですか？「**スマホの使用時間**」です。

ついつい長い時間やってしまうあの姿勢は肩こり、首こりの原因となり、血流をとっても悪くしていきます。


こうした**暮らしの中の生活習慣が、血流を滞らせる原因となるケース**は多々あります。

首や腕を上げたり下げたりをくり返す、洗濯物干し。

不自然な姿勢での腕の動作が大きな負担になる、掃除機がけ。

この第4章では、無意識のうちに血流にとってよくない動きをしてしまっている生活習慣にスポットを当て、その改善方法をお伝えします。

同じ作業をするなら、血がよくめぐる姿勢で健康寿命を延ばしたいもの。

ぜひ、日々の暮らしの中に取り入れてみてください。

血がめぐる
姿勢
1

「お風呂」は〝王子様座り〟で洗う

一般的にお風呂掃除に使われるのは、大きめのスポンジです。浴槽の縁につかまりながら腰を折り曲げ、頭を下にして、ゴシゴシ洗っていきます。途中で疲れて、姿勢を戻して、腰をトントン、フーッと一息。これは、血流も悪くなるし、ひざへの負担も大きい姿勢です。

そこで、お風呂掃除がラクになり、血流もよくなる姿勢を考えました。

それが、**「王子様座り」**です。王子様が姫に求婚するとき、片ひざを立てて座り、背筋を伸ばし、下から手を差し伸べますよね。このイメージで浴槽に向き合いましょう。前かがみになるのではなく、片ひざを立てて、重心を下げます。すると、安定した姿勢で洗うことができ、腰もまっすぐ伸びるので負担が軽くなり、こりを遠ざけ、血がめぐるというわけです。

腰を折り曲げ、頭を落として、ゴシゴシこする。

〇 片ひざを立てて、頭を上げて、背筋を丸めずに行う。

ポイント
片ひざを立てることで腰がまっすぐ伸び、腰の負担が軽くなる

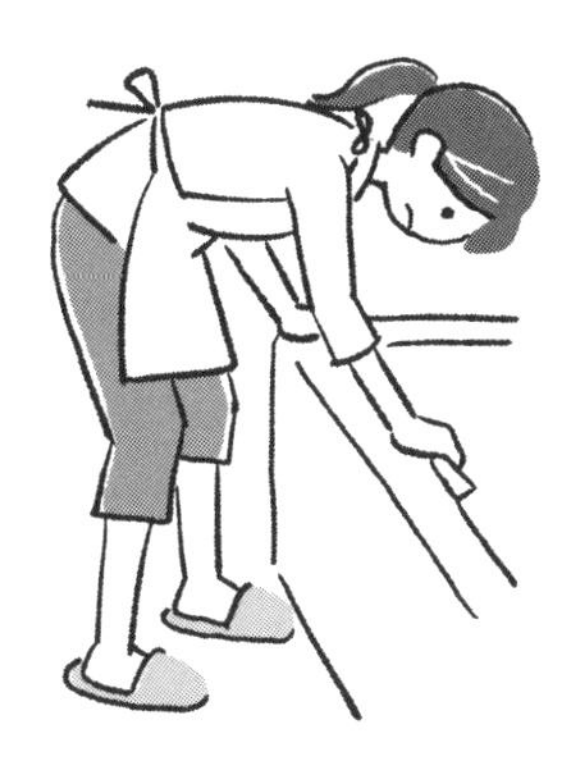

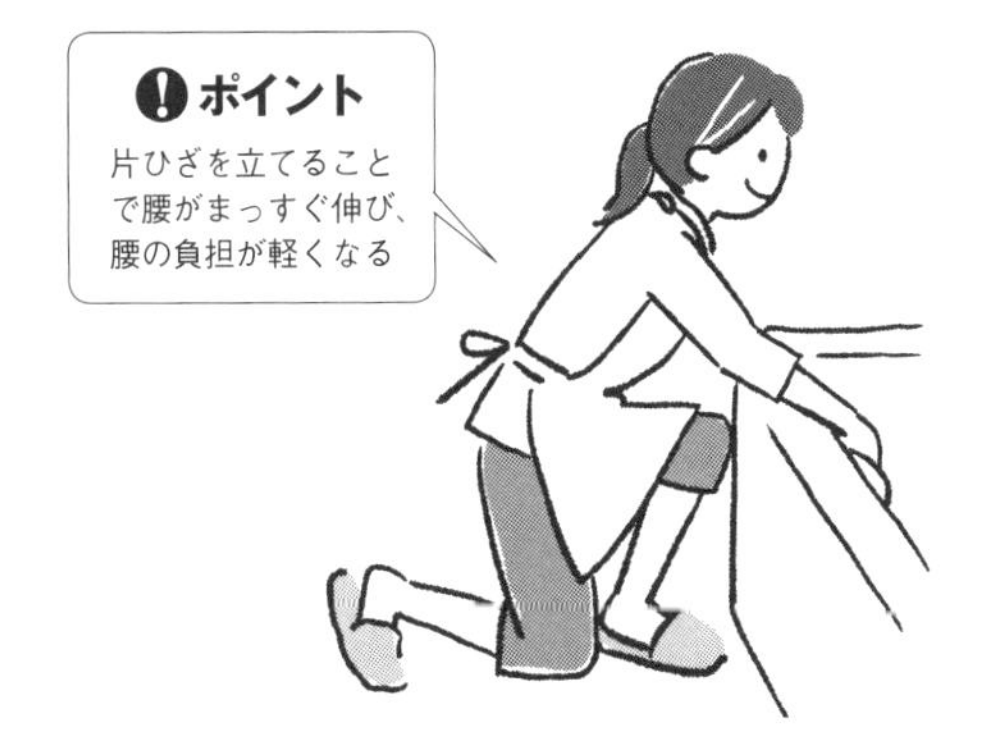

血がめぐる
姿勢
2

「洗濯物」は肩より低い位置で干す

あなたの家の物干し竿(ざお)は、どのくらいの高さですか？　もしも、**頭より高い位置にあるなら要注意。**いったん、腰をかがめてカゴから洗濯物を取り、高い位置の物干し竿に干す。この動作のくり返しは、首と肩、腰に大きな負担をかけます。

特に頭より高い位置へは首を反らせて、腕を上げる動きとなり、この動作が頸部から手に伸びる動脈を圧迫。血流を悪くするおそれがあります。

これが毎日の洗濯物干しのたびにくり返されていると、次第に腕や肩、肩甲骨周囲の痛みやしびれなどの症状となって出てくることも。これは

「胸郭出口症候群」という病名のついた立派な病気です。

こうした血のめぐりが悪くなることで引き起こされる健康被害を防ぐため、**洗濯物は肩より低い位置で干すこと。**それが難しい場合は、事前に洗濯物干しやハンガーにかけ、それから物干し竿につるしましょう。

頭より高い位置に干している。

肩より低い位置に干す。難しい場合は、事前に洗濯物干しやハンガーにかけてから、つるす。

ポイント
腕を肩より下で動かすと、血流の低下を避けられる

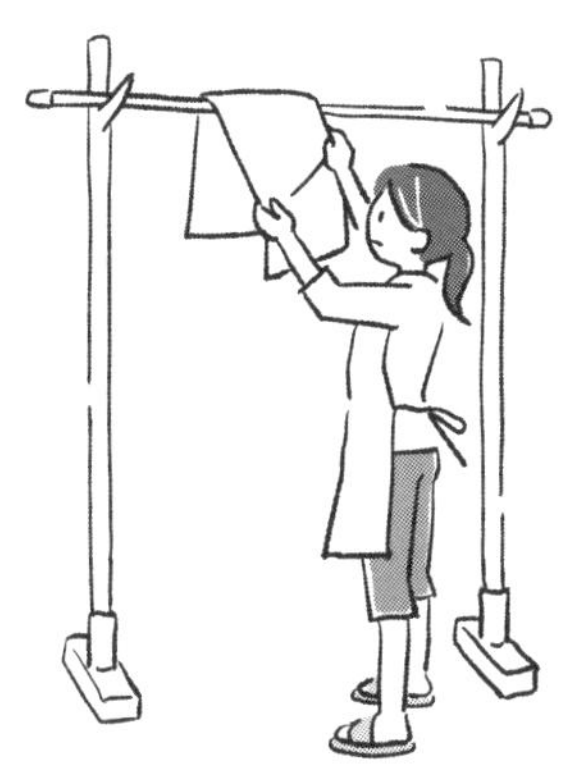

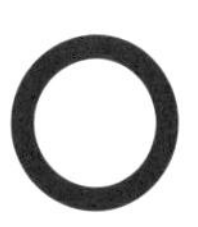

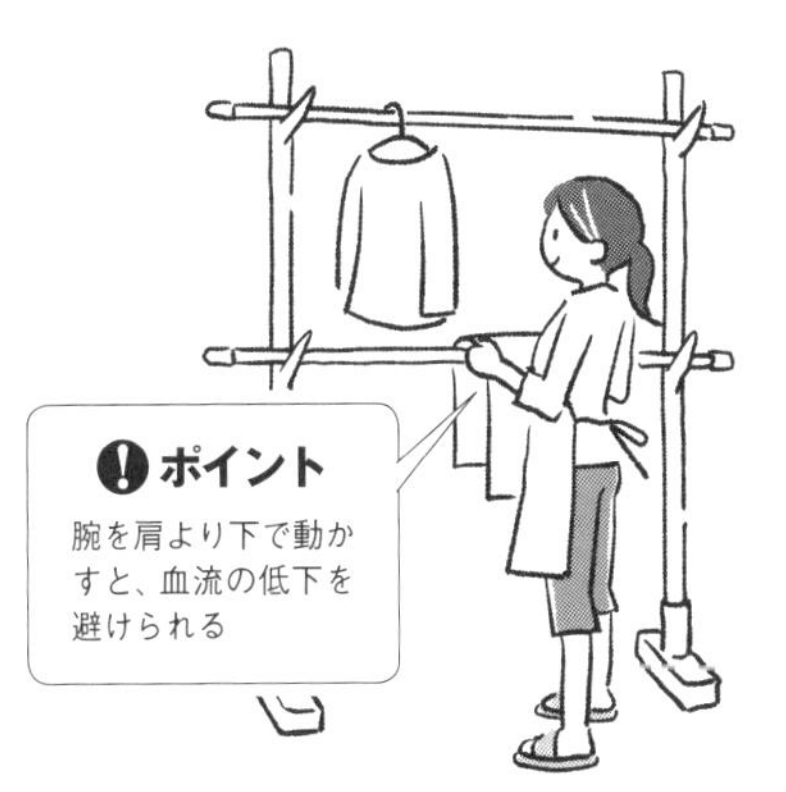

血がめぐる
姿勢
3

「掃除機」は体のセンターに持って、両手でかける

掃除機がけをしていると、腰が張ってきませんか？

多くの人は体を半身にして、利き腕で掃除機のアームを持ち、前後に動かしています。その際、視線は掃除機のヘッドが進む先に向かうので、姿勢は前かがみに。これでは腰だけでなく、首にも大きな負担がかかります。

体に負担のない掃除機のかけ方は、**アームを持つ手をおヘソのあたりに持ってくるところから。体のセンターに掃除機のヘッドを合わせ、両手で前後に動かします。**その際、視線は正面に。床は視野の隅に入るくらいで十分です。

これらのポイントを押さえると、腰はスッと伸び、まるでウォーキングをしているようないい姿勢で掃除機がけができますよ。

×
半身で、前かがみになって下を向き、片手で持って力を入れる。
○
体の正面で、背筋を伸ばして視野を広く保ち、両手で軽くかける。
ポイント
正面を見ながら、視野の隅に掃除機のヘッドを入れるくらいのイメージで

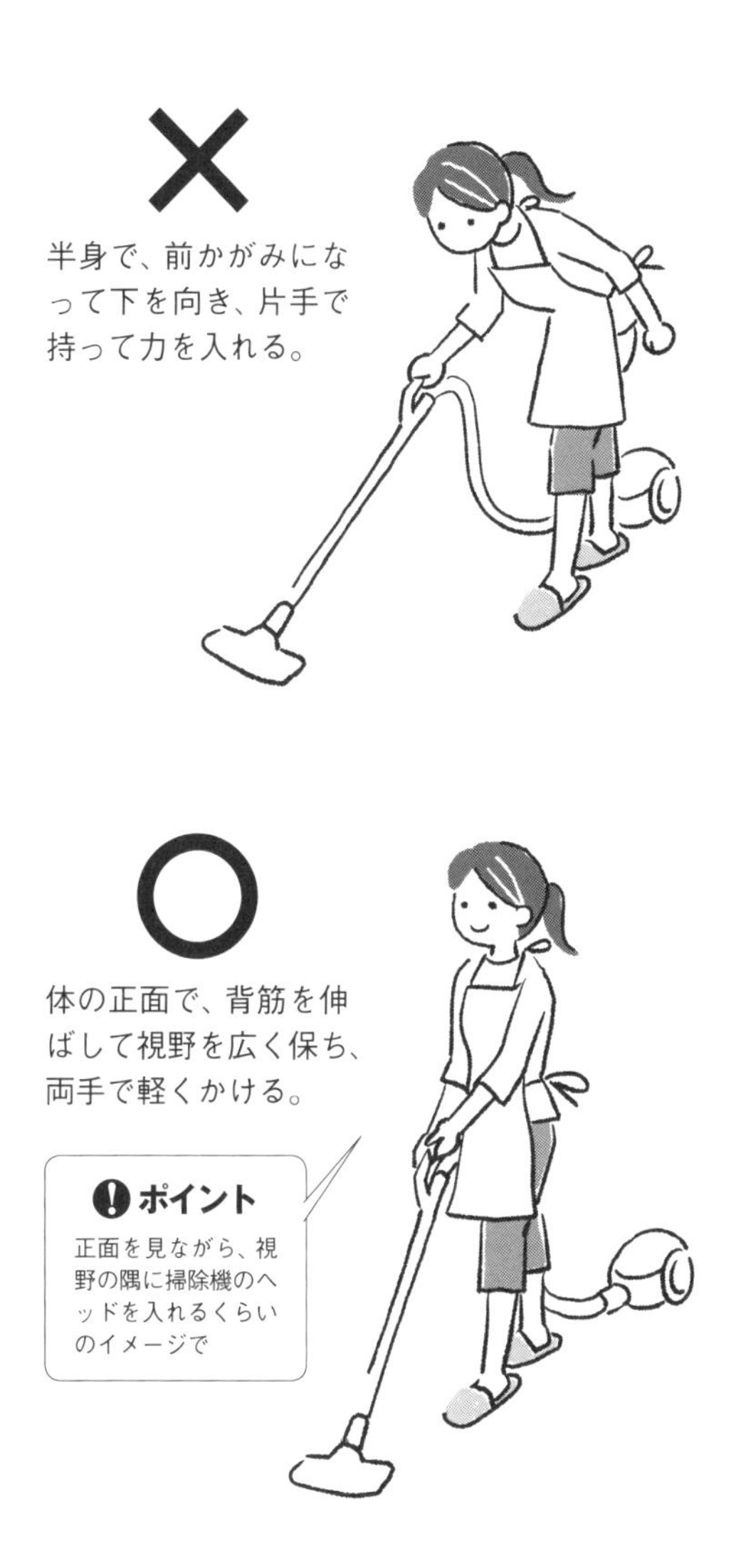

血がめぐる
姿勢
4

「キッチン仕事」は踏み台に片足を乗せる

キッチンでの作業、私は嫌いです。なぜかというと、洗い物も、包丁での調理も、基本的に前かがみの姿勢だから。腰は突っ張ったままになり、首もうつむいたままに。その姿勢で、重さ5kgもある頭を支え続けますから、当然、首や肩がこります。血流は滞りますが、途中で料理や洗い物を投げ出すわけにもいきません。

こういうときは、**踏み台をつくりましょう**。手近にある電話帳や漫画雑誌でかまいません。2、3冊重ねて、滑り止めにタオルで巻き、キッチンの足元に設置します。

片足を踏み台の上に乗せて作業をすると、腰の負担がかなり軽くなります。そして、少しでも疲れを感じたら、乗せている足を替えましょう。じつはこれ、プロの料理人も使っているワザなんです。

前かがみで、腰を曲げ、首を下げる。

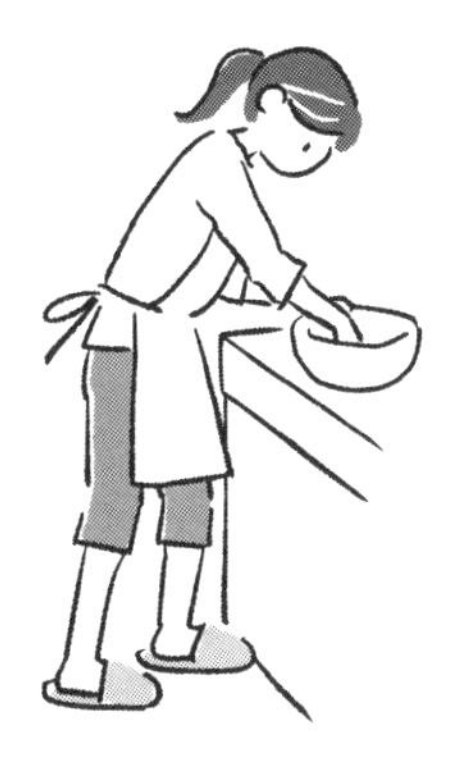

○

厚めの雑誌を重ね、タオルで巻いて片足を乗せる。ときおり、足を入れ替える。

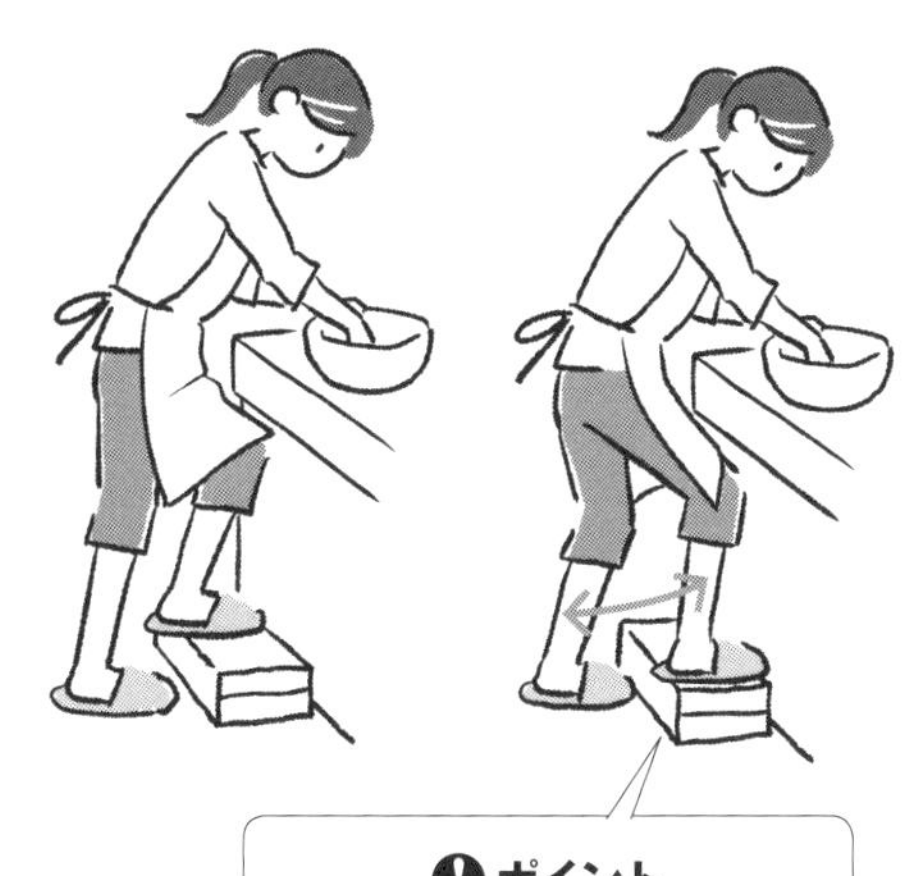

ポイント

片足を踏み台の上に乗せるだけで、体重移動がラクになり、負担が軽くなる

血がめぐる
姿勢
5

とことん体に負担をかけない「スマホ」姿勢とは

スマホを使うとき、腕が重く感じることがありませんか？

事実、腕の重さは体重の16分の1。体重が64kgの人の場合は、**片腕約4kg、両腕で約8kg**もあります。腕を固定してスマホを持っている姿勢は、**肩にずしりと8kgの負担がかかっている**わけです。

この重さをどこかに分散したいと思い、不自然な形に腕を動かすと、イスからずり落ちるような腰位置で、背もたれに体をあずけた非常にだらしない座り姿に……。特に女性がこの姿勢になってしまうと、とてもスマートとは言えませんよね。

そこで、美しくスマートで、体に負担をかけないスマホの持ち方をご紹介します。まず、スマホを目線から一画面ぶん下の高さに持ってきます。次に、左右のひじで肋骨を挟む（脇をしめる）感覚で腕を固定。すると、重さを感じず、腰のスッと伸びた座り姿で操作することができます。

×

だらしなく座って、目線をグッと下げる。

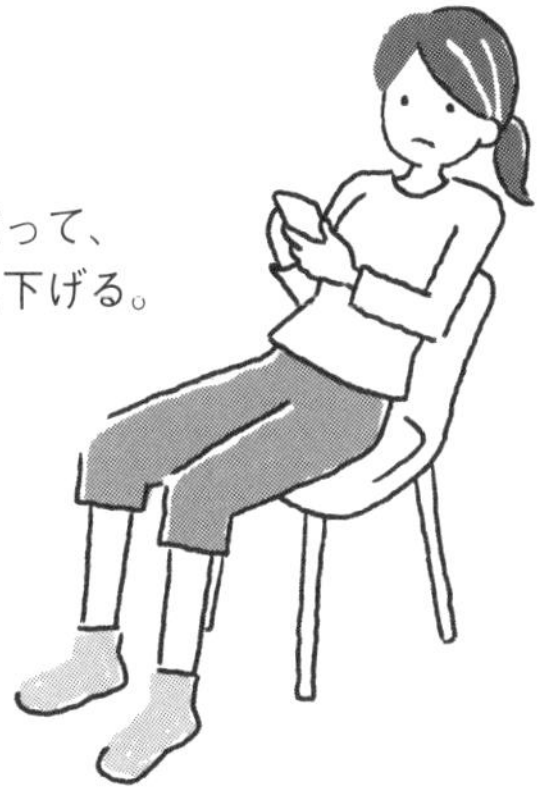

○

やや目線を下げる程度の高さにスマホがくるようにして、脇をしめる。

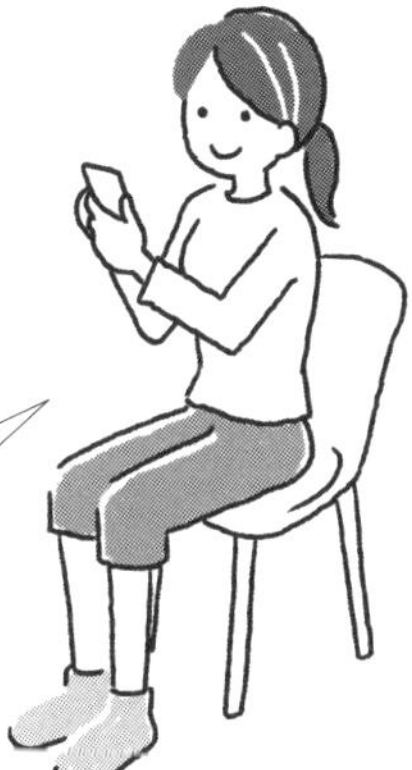

❗ポイント

脇を軽くしめながら、左右のひじで肋骨を挟み込むようにすると、腕への負担が軽くなる

血がめぐる
姿勢
6

「カバン」は右、左と交互に持つ

左右どちらかの手で持つ、手持ちカバン。パソコンや本などを入れている人もいて、かなり重たくなっています。

人には利き腕があるので、右で持つ人はいつも右で、左で持つ人はいつも左で、カバンを持っています。すると、右で持ち続ける人の体は右へ傾き、これを支えようと左が突っ張り、**体の中心軸がずれ、血のめぐりが悪くなっていきます**。

身に覚えのある人は、ぜひ、カバンを体の中心に近づけ、胴体に添わせるように持ってください。さらに、**「右、左と交互に持つ」**といったルールを決めて、負担を分散すると効果的ですよ。

利き腕で
持ち続ける。
右、左、と
交互に持つ。
体の中心に近い
ところで持つ。
ポイント
胴体に添わせるように
持つことで、カバンの
重みが肩に響かない

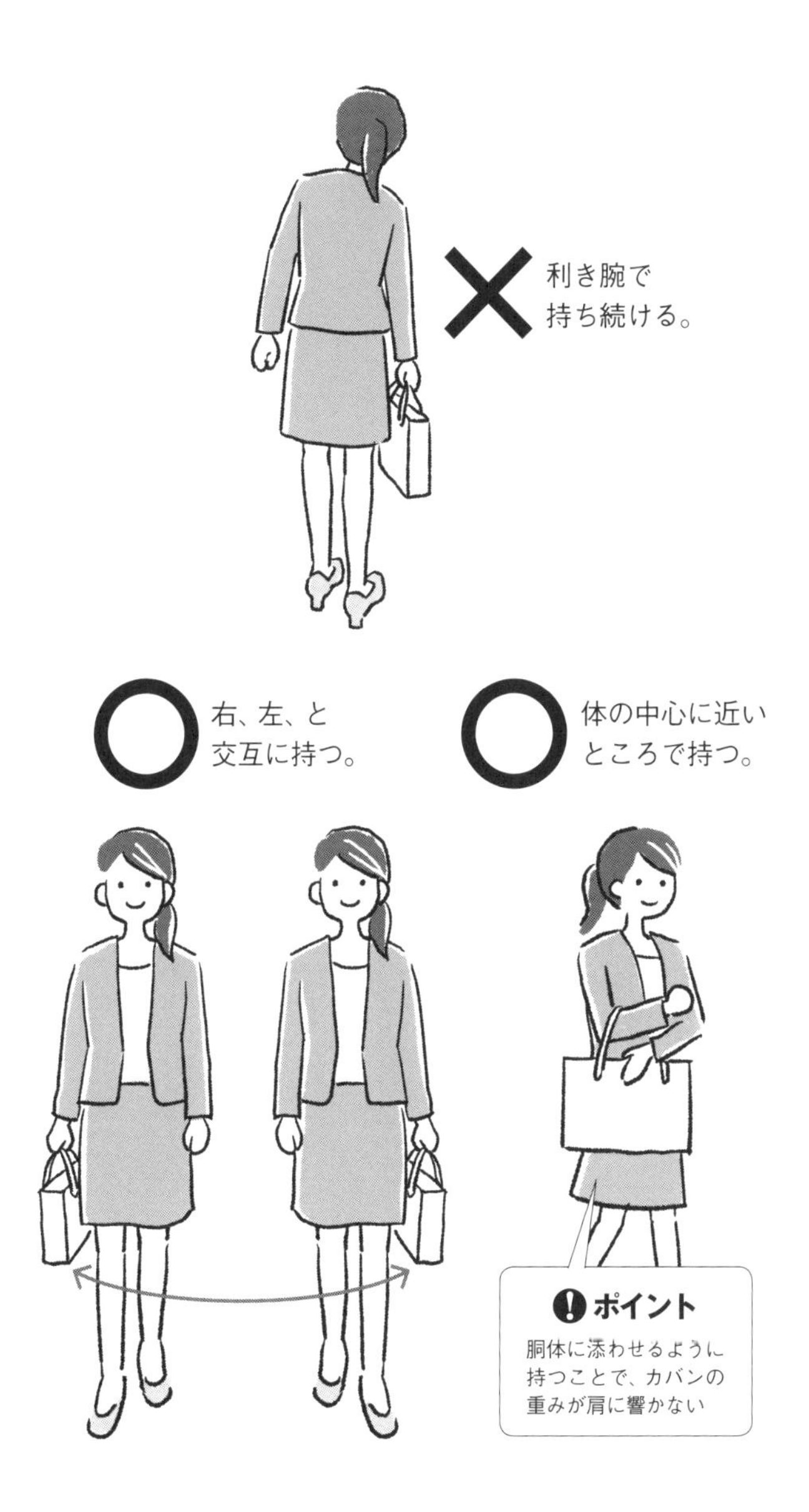

血がめぐる姿勢
7

「太もも上げ歩き」で若さを取り戻す！

名曲『上を向いて歩こう』ではありませんが、**背筋をスッと伸ばし、視線を前に上げてスタスタ歩くと血流がよくなります。**

ポイントは**一歩一歩、太ももを意識的に上げて歩く**こと。

太ももを持ち上げる腸腰筋（ちょうようきん）は、腰の骨や骨盤から大腿骨に伸びる大きな筋肉です。そして、内臓から足先に向かう太い大切な動脈や静脈は、腸腰筋にそって骨盤の中を走っています。つまり、太ももを上げて腸腰筋を刺激することは、お腹から足全体の血流改善につながるんです。

また、腸腰筋が発達すると、つまずきにくくなり、転倒防止にもなります。〝太もも上げ歩き〟で血流を改善し、若さを取り戻しましょう。

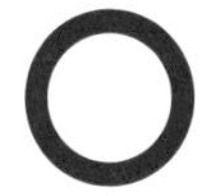

背筋を伸ばし、太ももを上げることを意識して歩く。

背中を丸めて、太ももを上げず、すり足のように歩く。

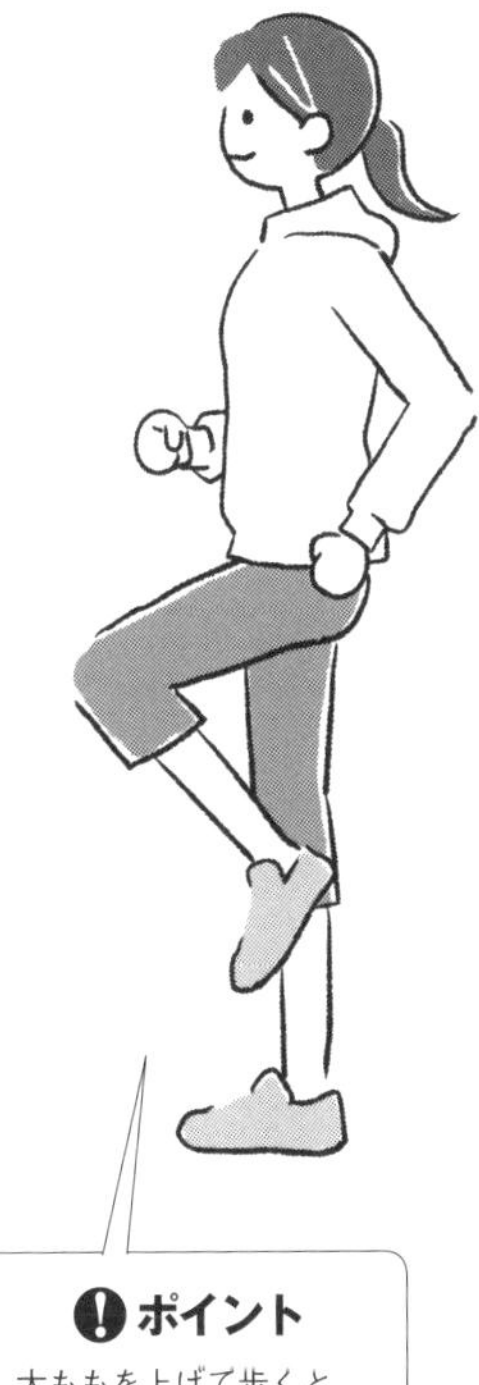

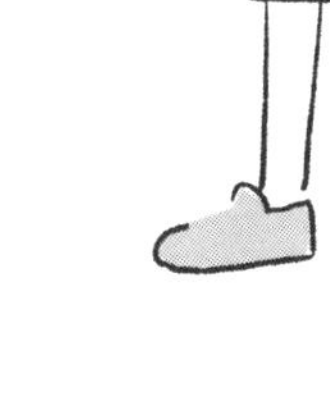

ポイント

太ももを上げて歩くと、下半身全体の血流が改善

第5章

劇的に心と体を回復させる！血流がよくなる「すごい食事」

血流がよくなる
食事
1

やっぱり「朝ごはん」はすごく大事！

血流のいい人になりたいのなら、朝ごはんは必ず食べてください。必ず、です。理由は2つあります。

ひとつ目は、**「体全体の血流をよくする」**ためです。

私たちの体温は日内変動と言って、夜21時過ぎから低下しはじめます。これは体や脳を休息させるため。熊の冬眠の日常版ですね。ですから、寝起きがボーッとするのは当然のこと。朝は体温が下がったままで、手足の血流も落ち、1日でもっとも体温が低い時間帯なんです。

朝ごはんは血流を上げるスイッチ。体に1日のはじまりを告げ、睡眠中に下がってしまった体温を上げてくれます。

毎日朝ごはんを食べる子ほど成績がいい

2つ目の理由は、**「脳の血流をよくする」**ためです。

脳の神経細胞はグルコース（ブドウ糖の一種）しかエネルギー源にできない、ある意味、わがままな細胞。しかも、眠っている間も脳は栄養を求め、肝臓に貯蔵しているグルコースを消費し続けています。

そもそも私たちが1日3食、年がら年中食べなければならない体になっているのも、**脳が大食漢だから**です。脳は1時間に5gのグルコースを消費するにもかかわらず、肝臓が貯蔵できるグルコースの量は70～100gしかありません。

寝起きの体は基本的にグルコース不足。朝ごはんで炭水化物をしっかりとって、糖質を補給してあげることが重要です。どんな明晰な頭脳の持ち主でも、グルコース不足では考えがまとまりません。

実際、国立教育政策研究所が子どもたちを対象にまとめた学力調査では、**「毎日朝食を食べる子どもほど、ペーパーテストの得点が高い傾向にある」**という結果も出ています。

毎朝、しっかりと朝ごはんを食べて血中のグルコース濃度を上昇させること。それがスイッチになり、全身の筋肉が動き出し、脳も覚醒する。

これが**いい1日をスタートさせるために欠かせない食習慣**なんです。

血流がよくなる食事

2

「鮭と牛乳」でアミノ酸をとろう！

なぜ、私たちは毎日、お腹が減って、食事をするのでしょうか？

健康な人にとって空腹は大きなストレスで、落ち着かず物事が手につかなくなったり、不機嫌になったり……。できるだけ早く解決したいと駆り立てられて、食べ物のことばかり考えるような状態になってしまいます。

それが食事を済ませ、お腹が満たされると一変。心も満たされたように感じます。あまりにも日常的すぎて深く考える機会の少ない食事ですが、じつは心と体の健康に大きな影響を与えているんです。

実際に、食欲がなくなり、思うように食べられなくなってしまうと、その人は一気に健康な生活を送れなくなってしまいますよね。

人間の細胞の寿命は短いもので2、3日。爪が伸びたら切るように、古くなった細胞は体の外に排出され、代わりに新しい細胞が生まれてきます。1日24時間休むことなく働いている心臓も、細胞レベルで見れば少しずつ入れ替わっています。

こうした**細胞の新旧交代の仕組みを支えているのが、タンパク質**。家庭科の時間に習った3大栄養素、糖質、タンパク質、脂質のうち、もっとも重要なのがタンパク質なんです。

というのも、人間の体の約20%はタンパク質（体重60kgの人なら12kg）で占められているから。そして、このタンパク質のうち、体重60kgの人なら1日60gが新しい細胞をつくるために使われています

つまり、私たちは細胞を元気に保つため、毎日の食事でせっせとタンパ

ク質を補給しているわけですね。これが不足してくると、体力、筋力、免疫力が落ちてきて、血管も弱くなってしまうんです。

これは裏を返せば、食事の質を上げれば心身ともに元気になり、血管も強くなって、血流もよくなるということ。

そのために心がけたいのが、**アミノ酸バランスのとれた食事**です。

ごはん、みそ汁、おかず1品の「一汁一菜」がおすすめ！

少し専門的な話になりますが、タンパク質は20種類のアミノ酸がつながってできています。そのうち9種類は自分の体の中で十分な量を作れず、私たちは食べ物からとるしかありません。

この9種類（バリン、ロイシン、イソロイシン、リジン、メチオニン、フェニルアラニン、スレオニン、トリプトファン、ヒスチジン）は「必須アミノ酸」と呼ばれ、食習慣を考えるうえで特に重要な栄養素です。
たとえば、タンパク質の多いものを食べるなら、この**必須アミノ酸が含まれた食材をとるのが効率的**。

というのも、タンパク質の多いメニューは必然的にカロリーも高くなってしまうので、食べすぎると肥満の原因となってしまうからです。
太った体は血流にとってマイナスとなる点が多く、**食習慣としては必須アミノ酸をとりながら、カロリーは抑えるというのが健康的な食べ方の基本**なんです。

じつは長い間、積み重ねられてきた食習慣には、この基本が自然と織り込まれています。西洋のパンと肉、中東の小麦と豆、中南米のトウモロコシと肉などなど。各地域の主食と主菜の組み合わせは、炭水化物とタンパク質、必須アミノ酸がうまく含まれる組み合わせになっているんです。まさに人類の知恵ですね。

では、日本ではどうかというと、昔ながらの和食を食べていればバッチリです。ごはんとみそ汁におかずを1品。米だけでは足りないタンパク質をみそ（大豆）が補い、しかも、必須アミノ酸も豊富に含まれています。

おかず選びには、「これさえ食べていれば必須アミノ酸量が十分にとれますよ」という食材の指標となっているアミノ酸スコアという数字を参考にしましょう。これが**満点の100なのは、鮭と牛乳**。これなら朝食にも気軽に取り入れられますよね。

そら豆などの豆類も必須アミノ酸が豊富です。主菜にうまく盛り込んでいきましょう。

血流がよくなる
食事
3

朝は「しじみ」、夜は「豆腐」のみそ汁で10歳若返る！

1日の食習慣の中にかならず盛り込んでほしいのが、**みそ汁**です。

みそは大豆由来の良質なタンパク質を筆頭に、糖質や脂質の3大栄養素だけでなく、ビタミンB群やビタミンE、カリウム、カルシウム、マグネシウム、鉄、亜鉛などのミネラル、食物繊維などを含む食材の優等生。しかも、発酵しているので、タンパク質や糖質などの栄養素が吸収しやすいアミノ酸やブドウ糖に分解されているのもありがたい点です。

具材に関してはお好み次第なのですが、血流にスポットを当てて、2種類のみそ汁をおすすめしたいと思います。

まずは、**しじみのみそ汁**。肝臓を助ける力のあるオルニチンを含むしじみは二日酔いに効くことで有名ですが、ビタミンB_2も豊富で造血作用のある食材です。そして、ビタミンB_2は水溶性なのでみそ汁にしてとると吸収効率が高く、貧血を防いで血液が酸素を運ぶ運搬力も向上させてくれます。

また、しじみは冷凍ができますから、調理の際も便利ですね。食べるのは「朝」がいいでしょう。しじみの造血作用によって血流がよくなり、動き出した筋肉へ栄養と酸素をしっかりと運び込んでくれます。


続いては、豆腐のみそ汁。これは1日の終わり、「夕食」のお供にしてください。

なぜなら、豆腐に含まれるトリプトファンというアミノ酸は、セロトニンをつくるために欠かせないものだから。豆腐を食べると脳内のセロトニン量が増えて、沈静化作用が大きく期待できます。

精神的な疲れを感じた日、落ち込んだ日の締めくくりに温かい豆腐のみそ汁を飲んで、ほっとする。精神的なストレスは活性酸素を活性化させ、細胞の老化を早めます。**「若々しさを保つ」という意味でも、疲れた夜は豆腐のみそ汁**です。

ちなみに、高血圧の人はみそ汁をひかえるようにしがちですが、日本高血圧学会総会においてみそ汁の摂取頻度と血圧の間に関係性は認められないこと、また1日1杯程度のみそ汁のある食生活が、「血管年齢を10歳程度改善する」傾向があることが発表されています。

安心してみそ汁習慣を続けてくださいね。

血流がよくなる食事

4

日曜の夜に「納豆＋ネギ」を食べて月曜朝の突然死を防ぐ！

脳梗塞や心筋梗塞、深部静脈血栓症など、「詰まる系」の病気の原因となる血栓。こうした血栓症を予防するとされる食べ物があります。

それは**納豆**。納豆のネバネバの中に含まれる**ナットウキナーゼという酵素には、血栓を溶かす強力な溶解作用があります。**

では、いつ納豆を食べれば効果的なのか。

それは、**「日曜日の夜」**です。

なぜかというと、ナットウキナーゼの血栓を溶かす効果は、数時間続くからです。もっとも血栓ができやすい時間帯から逆算してとれば、その時間に効果を発揮させることができるんです。

私たちの体に血栓ができやすいのは夜、寝ている間です。特に明け方にできやすいことがわかっています。

これは、寝ている間に体を動かさないからです。筋肉ポンプが使われないので血流が落ち、細い血管を流れる血液が滞る。そこに血栓ができて、朝、目覚めたときに血管を通って、肺や心臓、脳などにたどり着き、重要な臓器の血管が詰まってしまう。

これが血栓症の仕組みで、統計的に見ても、**心筋梗塞や脳梗塞の発症は、世界中で「月曜日の朝」に多いことがわかっています。**これは「明日は会社で仕事か……」など、休日の終わるストレスを感じて、交感神経が刺激され、末梢血管をキュッと締めているからだと考えられています。

ふだんよりも狭く収縮した末梢血管で寝ている間につくられた血栓が、気温の低い明け方にいきなり寝床から起き出すという動作も合わさって、詰まりの原因になる。そして、梗塞が起きてしまう、ということなのです。

だから、**納豆は日曜の夜に。量は1回、1パック**で十分です。加熱をしてしまうとナットウキナーゼが死んでしまうので、焼いたりせずに生で食べること。できればネギを加えたいところです。なぜなら、ネギに含まれる成分には、血小板がかたまるのを防ぐ働きがあるから。

「納豆＋ネギ」を日曜日の夜に食べると、週のはじめに血流がよい状態に保たれてすごくいいんです。

血流がよくなる食事
5

「玉ねぎ、ブロッコリー」でしなやかな血管をつくる！

弾力のあるしなやかな血管を保つためには、**ポリフェノールを多く含んだ食べ物**が役立ちます。赤ワインが健康にいいという話は有名ですが、その理由はポリフェノールが豊富だからです。

「血管」は血のめぐりを支える大切な要素です。なかでも重要な役割を担っているのが、**細動脈**（さいどうみゃく）。心臓から送り出された血液が太い動脈を通り、毛細血管へたどり着く手前にある細い動脈です。

細動脈は縮んだり、ゆるんだりすることで血圧を変え、毛細血管への血液の循環をコントロールしています。

もし、細動脈が正常に機能しなくなれば、血流が滞るようになり、細胞は栄養や酸素を受け取れず、劣化していきます。

ポリフェノールは果物にも豊富

この細動脈をしなやかに保つためにも、ポリフェノールの力が欠かせません。

フランス人は高カロリー、高脂肪の食生活を続けていながら、心筋梗塞や動脈硬化で亡くなる比率が低いことで知られています。

いわゆる**「フレンチ・パラドックス」**です。

これはポリフェノールを多く含む赤ワインを日常的に飲んでいるからという説が有力です。

そう言われても、アルコールが苦手な人は、赤ワインがいくら健康にいいと知ってもあきらめるしかありませんよね。

でも、ご安心を！

玉ねぎやブロッコリー、レタスといった身近な野菜にも、ポリフェノールはたくさん含まれています。また、スモモやプルーン、ぶどうなどの果物からもポリフェノールをたくさんとることができますよ。

こうした食材を日々の食生活に意識的にとり入れることで、もしカロリーや脂質がオーバーしてしまっても、体に毒をためずにいられるんです。

血流がよくなる食事 6

「キャベツの外葉」で細胞の老化をくいとめる！

みずみずしいリンゴも2つに切ってしばらく置いておくと、断面が空気に触れて茶色く変色していきます。これは金属のサビと同じように、酸素が細胞と結びついて起きる「酸化」という現象です。

じつは、**私たちの体の中でもリンゴが茶色く変色するような酸化現象が起きています。**血液の酸化は動脈硬化を引き起こし、皮膚の酸化は肌のシミやシワをつくります。最近の研究によって「酸化＝老化の要因」となっていて、いかに酸化現象を減らし、老化を遅らせるかが、若々しくいるための重要なポイントになることがわかってきました。

しかし、これがなかなかの難問です。酸化を防ぐなら、酸素と関わらないのがいちばんですが、これは無理というもの。呼吸ができず、酸素が取り込めないと人は命を失ってしまいますからね。呼吸をしない、っていうわけにはいきません。

生きるために新鮮な酸素を体内に取り込むことはとても重要で、深呼吸をすると気分が落ち着くように、心を整える力もあります。

肺に入った酸素は栄養素と結びつき、私たちが活動するエネルギーになります。ところがこのとき、一部だけ化学反応が起こりやすい「活性酸素」に変化するんです。これが**体の酸化の原因**となっていきます。

とはいえ、**活性酸素がすべて悪者かというと、そうではありません。**

本来、活性酸素は免疫力向上などに役立ち、強い攻撃力で体内に侵入したウイルスや細菌、カビから私たちの体を守ってくれます。ところが、分解しきれず余った活性酸素が悪玉となり、これが健康な細胞まで攻撃し、老化の原因となり、さまざまな病気も引き起こすと言われています。

では、なぜ、そんなものを体の中につくる仕組みがあるのでしょうか。

これは生物の進化の話と深く関わってきます。20～23億年前、地球上に酸素ができました。当時、地球上に生息していた微生物は、体を脅かすウイルスに対する武器として体内に酸素を取り込み、毒性のある活性酸素に変えるという仕組みをつくり上げたんです。その名残りが、活性酸素の本来の目的である免疫作用。

ところが、活性酸素をつくる際には余分な活性酸素も生じてしまいます。発がんの原因ともなる悪玉の活性酸素。つくられる以上は仕方がないとあきらめるしかないのかというと、そうではありません。**私たちの体には、この悪玉の活性酸素を中和する仕組みが備わっているから**です。

ホウレンソウで活性酸素をやっつけろ！

それが**ビタミンC、ビタミンEなどを使って活性酸素を無毒化するシステム**です。食事で抗酸化作用のある2つのビタミンをとることで、悪玉の活動を中和することができます。

実際、野菜や果物を多く摂取し、抗酸化物質を摂取すると、心血管疾患（心筋梗塞など）の発症率が25％低下することもわかっています。

血流を支える血管を若く保つためにも、ビタミンCとビタミンEの抗酸化作用をうまく使うことが重要になってきます。

食材としては、**手頃な価格で季節に関係なく手に入るキャベツがおすすめです。**特に、ふだんは捨ててしまいがちな外葉（そとば）を大事にしてください。

太陽の光をふんだんに浴びている外葉には、ビタミンCがとても多く含まれています。ロールキャベツやスープなどに使えば、かたさも取れておいしく食べることができますよね。また、千切りにするときは、やわらかい内葉とうまく組み合わせていきましょう。

また、ビタミンEの多いひまわり油などで炒めたり、キャベツの千切りにビタミンEの豊富なアーモンドを合わせたりすることで、安価に悪玉活性酸素の活動を抑え込み、血管を守るだけでなく、発がん率を下げることも期待できます。

キャベツのほかにもビタミンEの豊富なホウレンソウやフルーツトマトなど、抗酸化作用が期待できる食材は身近にいくつもあります。

ビタミンC、ビタミンEにこだわることで、**悪玉活性酸素から体を守る仕組み**をつくっていきましょう。

血流がよくなる食事 7

たまった脂肪は食事で燃やそう！

中高年になるとどうしても基礎代謝が落ち、今までどおりの食生活を送っていても体重が増え、お腹まわりのたるみも気になってくるものです。そして、残念なことに、**肥満は血流に悪影響をおよぼします。**

中性脂肪がたまり、体内に脂肪細胞が増え、大きくなると、末梢血管や毛細血管を圧迫。各細胞に届く栄養や酸素が減ってしまいます。するると、心臓はこれまで以上にたくさんの血液を送るよう努力し、悪戦苦闘しはじめます。

この心臓のがんばりによって心拍のたびに送り出される血液量は増加。ですが、狭くなった血管へより多くの量の血液を送り込むわけですから、血圧は高くなってしまいます。しかも、心臓は従来よりも強い力でポンプしなければなりません。そのまま進むと、心臓が肥大する心肥大と呼ばれる病気に発展することも。

脂肪を分解するカギは「運動＋カルニチン」

こうした事態を避けるためにも効果的に脂肪を燃やしていきたいもの。リバウンドが起きるほどの苛烈なダイエットは必要ありませんが、やせる食習慣を身につけて損はありません。カギとなるのは、**カルニチン**です。

有酸素運動を行うと脳から「脂肪を分解せよ」という指令が発せられ、

脂肪細胞でリパーゼという酵素が働きはじめます。

すると、中性脂肪が脂肪酸に分解されるわけですが、ここでカルニチンを十分に含んだ食事をしていると、脂肪燃焼が進みやすくなります。

逆にカルニチン不足の場合、せっかく中性脂肪が分解されても、燃えないという状態におちいります。


自然な脂肪燃焼のために効果的なのは、適度な運動とカルニチンを含んだ食事です。

おすすめの食材は、**カルニチンを豊富に含みながら脂肪の少ないマトンやラム**です。ダイエット中は肉を避けがちですが、それではカルニチン不足で脂肪が燃えません。そこで、運動前ないしは運動後に、ジンギスカン。

これがダイエットと脂肪燃焼、疲労回復まで見込める一石三鳥の食習慣です。

血流がよくなる食事
8

鶏皮こそ血管と家計にやさしい最強の食材

血管を若返らせるには、良質なタンパク質をとることが大切です。そのためには、**牛肉のサーロイン、ヒレ、ランプ、モモが効果的**。というのも、**牛は「下半身」のお肉ほどアミノ酸スコアが優れているから**です。アミノ酸スコアとは、タンパク質の量とそれを栄養にするための必須アミノ酸のバランスのよさを示す指標。

焼肉店やステーキ店などに行った際、牛のイラストとともに描かれた肉の部位の説明をチェックしてみましょう。肩ロースもおいしいのですが、血流アップのためにはサーロインやモモなどの下半身です。

体の疲れを感じたら、和牛サーロインに疲労回復効果のあるクエン酸が豊富なレモン汁をかけて食べましょう。血流が回復し、疲れとともに低下していた免疫力もアップします。

とはいえ、ふだんの食卓を考えると、和牛サーロインは値が張りますよね。そうそう、いつも食べるわけにもいきません。

そこで、**より安価で、血流改善におすすめなのが、鶏皮**です。これが血管によい影響を与えてくれます。

動脈の血管は内膜、筋肉、外膜の3層構造になっていて、しなやかで弾力のある血管をつくるのにコラーゲンの摂取が欠かせません。

コラーゲンは体を構成するタンパク質の約30%を占めていて、とても重要でたくさんの量が必要になります。特に皮膚と血管、筋肉についている腱など、弾力性が重要な組織には欠くことのできないものです。

そのコラーゲンが豊富で血管を若くしなやかに保ってくれるのが、鶏皮なんです。

1日の摂取量の目安としては、焼き鳥1串分で十分。

プロスポーツの選手には脂肪分を嫌がって鶏皮を外して食べる人もいるそうですが、関節を激しく使う彼らこそ、コラーゲンの摂取に積極的になるべきでしょう。

ふだんは鶏皮で、ひどい疲れを感じた日はごほうびに和牛サーロイン。

メリハリをつければ、家計も大助かりです。

血流がよくなる食事

9

水分補給には「ペットボトルの緑茶」がいい！

水と体は、切っても切れない関係にあります。生まれたての赤ちゃんの体は80％が水分。成長と老化によって割合は下がっていきますが、高齢者になっても健康体であれば、その比率は50％を切ることがありません。

それだけに、**水分を「上手に」補給することは、食習慣のうえでとっても大切なこと**なんです。

朝、起きたとき、のどが渇いているのは、**体からの悲痛な給水サイン**です。特にお酒を飲んだ翌日は、アルコールによる利尿作用の影響もあります。それにプラスして、人間は呼吸とともに体の水分を失い、寝汗でも外に出してしまっているので、朝、ふだん以上にのどの渇きを感じるのです。これは水分不足で血液の粘度が上がって血栓ができやすい状態でもあり、**危機感をもったほうがいい脱水レベル**です。

成人の場合、体の水分比率を維持するためには「1日2ℓ」の水が欠かせないと言われていますから、すぐに給水するべき。なかでも朝の水分補給は重要で、1日2ℓのうち約3分の1は起きてから、ちょこちょこと複数回に分けてとっていきましょう。これは水分不足で粘度の高くなってしまった血液、いわゆる**ドロドロ血液を正常に戻すために必要なこと**で、結果的に血流をよくすることになります。

その際の飲み水は、**常温に近いものがおすすめ**です。

冷たい水をキューーッと飲むのは、口当たり、のどの通りはいいですが、胃の粘膜に栄養や酸素を送る血管はその冷たさに驚いて収縮。それではせっかく水分を補給したのに体内への吸収率が落ちてしまいます。早く飲みたいときほど、常温の水をコップ１杯の量で細かく補給していくほうが効率的。急がば回れです。

先ほどご紹介したビタミンC、ビタミンEの抗酸化作用のメリットを得ながら、水分補給も同時に行うことのできる身近な飲み物があります。それは、お茶です。特に**ペットボトル入りの緑茶**をおすすめします。

なぜお茶がいいのかというと、血管をしなやかに保つ力のあるポリフェノールの一種であるカテキンを豊富に含むほか、ビタミンC、ビタミンE、ビタミンAをつくり出すベータカロチンなどが入っているからです。体によく、水分補給にもなる一石二鳥。食事の味の邪魔もしません。

では、どうしてペットボトル入りの緑茶なのでしょうか。

それは、ビタミンEとベータカロチンが水に溶けにくい「脂溶性」という性質をもっているからです。

急須でお茶をいれると、ビタミンE、ベータカロチンはほとんど溶け出さず茶葉に残ってしまい、せっかくの有効成分をとることができません。できれば茶葉ごと摂取していきたい。これが可能になるのは碾茶を石臼で挽いた抹茶です。あの緑は、茶葉がまるごと出た色。抹茶を飲むと茶葉をまるごと食べたのと同じ効果が期待できます。当然、カテキン、ビタミンC、ビタミンE、ベータカロチンも豊富。しかし、碾茶や抹茶は高価ですし飲むのにも一手間必要なので、日常的な水分補給には向きません。

そこで、ペットボトル入りの緑茶です。隠し味に石臼挽き茶葉を入れた商品や玉露の葉の粉末を加えたものを選べば、有効成分も手軽にとることができます。ぜひ、日々の水分補給に活用してみてください。

血流がよくなる食事

10

コーヒーは「インスタント」のほうが高血圧に効く

前項で緑茶がおすすめ！　というお話をしましたが、毎日、緑茶ばかりでは飽きてしまう人もいますよね。特に、「ブレイクには、コーヒー！」という人も多いかもしれません。

ではこのコーヒー、血流との関係では、○と×のどちらでしょうか。

正解は、○です。というのも、コーヒーには血栓を溶かす作用があり、国立がん研究センターの研究でも**「1日1杯のコーヒーを飲むと脳梗塞の発症リスクが低くなる」**ことがわかっています。

ただし、コーヒーを飲むなら、**ドリップコーヒーよりもインスタントコーヒーがおすすめ**です。なぜなら、インスタントコーヒーに含まれていて、本格ドリップコーヒーには入っていない栄養素があるからです。

それは、**マグネシウム**。豆を挽いたドリップコーヒーに比べ、インスタントコーヒーの粉末はマグネシウム量が7倍と、かなり多く含まれているんです。

マグネシウムは、血流に働く微小ミネラルで血圧を正常に保つ補助となっています。不足すると、体内の多くの酵素が働かなくなり、動脈硬化や心筋梗塞などを引き起こす原因に。

コーヒー豆には、そんなマグネシウムが豊富に含まれていますが、ドリップコーヒーではフィルターを通過せず、カスとともに残ってしまいます。

一方、インスタントコーヒーの粉末にはそのまま入っているので、手軽に摂取できるんです。ですから、高血圧など**血圧に問題を抱えている人は、ドリップコーヒーよりもインスタントコーヒーを飲みましょう。**

ただし、コーヒーの飲みすぎはカフェイン中毒の可能性が出てくるので、1日に2杯まで。

朝はカフェインの効能を狙って気付けに1杯、午後のティータイムではリラックスしながらマグネシウムを補給する1杯がいいでしょう。

夕方以降に飲むと眠れなくなることもあるので、できるだけ避けてくださいね。

第6章

血流をよくすれば、心に元気がわいてくる！

逃れがたい心と体の「負のスパイラル」は血流で断ち切る

生きることは、ストレスの連続です。
自分ではコントロールできないことが、次々にふりかかってくる。
悲しいことやつらいことが、年々増えてくる。

嫌なこと、悲しいことだけではなく、うれしいこと、びっくりすること、温度や明るさ、音など、体が受け取るすべての刺激はストレスになります。
ですから、ストレス＝すべて悪ではなくて、ストレスには**「いいストレス」**と**「悪いストレス」**があるのです。

負の感情を引き起こすような「悪いストレス」にさらされると、脳や体の活動を停滞させるホルモンが分泌されます。交感神経が過敏に反応してしまって、体はつねに臨戦態勢。そのため、**血流はどんどん悪くなっていきます**。体がこわばり、手や足の先まで血が十分めぐらなくなるのです。

その状態が続くと、**血圧が高くなり、心臓への負担が大きくなります**。「怒りっぽい人＝高血圧」の方程式が、こうやってでき上がるわけですね。その先は、言わずもがな。脳梗塞や心筋梗塞といった、おそろしい病気が待っています。

こうして「悪いストレス」を受けて体調が悪くなるという経験をくり返すと、**神経や脳に「こうしたら不調になる」という記憶が刻み込まれます**。

そうなってしまうと、たいへんです。ストレスがかかると不調になり、またそれがストレスの種になる。「負のスパイラル」が生まれてしまいます。

近年の研究では、ストレスホルモンが過剰に分泌されると、脳の構造や機能までが変化し、記憶力や集中力が低下していく原因になることも指摘されています。


そんなやっかいな「悪いストレス」をうまく逃がすには、どんな状況でも何かひとつ楽しいことを見出したり、今、自分はちゃんと生きていると実感してみたりするのが有効だと言われています。

医学雑誌『ランセット』によると、乳がんの患者を対象にした調査では、運を天に任す人や治療方針を完全に医者に委ねる人よりも、自分自身で現実的に治療について考えていける人のほうが、生存率が高かったそうです。

つねに冷静に自分と向き合っていられれば、がんばる力がわいてくる。
……そういうことですが、なかなかそんな簡単にはいきませんよね。

あなたがやる気を出そうと思っても、自信を持とうとしても、穏やかでいようとしても、どうしようもないときはあります。

それに、すでに**血流の状態が悪くなっていたら、体がストレスとの因果関係を思い出してしまって、負の感情へ再び引きずり下ろされてしまうの**です。

がんばれないときこそ、心と体のつながりをうまく利用する

この「負のスパイラル」を断ち切るためには、ストレスと血流、どちらかをまず改善しなければなりません。

ストレスは、冒頭で申し上げたように避けられるものばかりではありません。

であればまず、血流から改善していきましょう。

それには、この本でご紹介した体操がぴったりです。難しいことは必要ありません。一日ちょこっと、血流をよくしてみる。

そうするだけで、全身に酸素と栄養が満ちあふれ、自然とストレスもなくなっていきます。そうすれば、「気持ちいい」という情報が脳に送られて、自然と「負のスパイラル」から脱することができるのです。

心と体はつながっています。

だからこそ、確実に整えられる血流から、改善してみてください。

イライラしてしまうのは、あなたのせいじゃない

年をとって怒りっぽくなった、そう感じている人はいませんか。

それには、れっきとした理由があります。

老いるとどうしても、体の動きは衰えます。できないことが増えて、そのうえ仕事を失ったり、大切な人を失ったりという「喪失」を重ねていきます。

昔はこうじゃなかったのに。なんでこんなこともできないんだろう。

そんな積み重なったもどかしさとやるせなさがストレスとなって、怒り

のスイッチが押されてしまうのです。

怒りのスイッチが押されると、脳内では「ノルアドレナリン」というホルモンが分泌されます。これは「闘争と怒りのホルモン」とも言われていて、体に覚醒、意識、意欲、興奮を引き起こし、血管が収縮。心臓がバクバクして攻撃的な状態をつくるわけです。

まずは、この仕組みを知っておいてください。そうすると、ムカッときたとき、「今、怒りホルモンが出ているぞ」と自覚できます。一瞬でも冷静になれれば、沸騰するような怒りの爆発は抑えられるのです。

ただ、どうしようもなくなってしまうのが、**更年期障害**。更年期障害と聞くと、「ハハッ、みんななるもんだし平気だよ」と思うかもしれません。

でも、体に起きていることは相当なものなんですよ。

更年期障害とは、自分は生きているのに、体の中の重要臓器のひとつである卵巣が静かに役目を終えて死んでいく現象です。今までそこに循環していた血流が、生体活動が、すべて強制停止されるんです。

それで、卵巣が分泌する女性ホルモン、おもにエストラジオールが作用していた全身の働きに影響を及ぼし、不調が一気に押し寄せます。シミやしわが増えて老けこみ、ウエストがなくなり、髪もパサパサに。そんな見た目の変化だけではなくて、全身の機能が衰えて、血管も衰えて、血流は悪くなります。どんどん、自分が弱っていく感じがするんですね。

更年期は体の変革期、生きてるだけであなたはすごい

私にも、すごく苦しかった時期がありました。40代半ばにさしかかったころ、突然、朝が起きられなくなって、一歩も動けなくなってしまったん

です。それが、毎日。お弁当も這ってつくる。

そうすると、もうあれもあかん、これもできんようになった、私はどうしちゃったんだろうって。経験したことのない恐怖でした。


でも、周りの人はそんなことまったく気がつかなくって、昨日も今日も明日も一緒のお母さんって思っていますよね。

極めて短時間に体の変化が起こっているから、ほかの人の生活スパンとはまったく違う中で、ひとりだけ落ちていく。そんな感覚になるんですね。


怒りっぽくなるのも、そのせい。怒りたくないけど怒ってしまうんですよね。感情のコントロールがうまくいかないから。

好きでそうなってるんじゃないのに、自分でもとりとめのない気持ちなのに、誰にも理解してもらえない。本当に苦しい期間です。

だけどね、これでもいいんよ。それでもいい。

これでもちゃんと、今日もちゃんと生きているからすごい。


だって、女性にとっての活力の源であり、血管や体温の調節、妊娠、出産など、すべてを司った卵巣という臓器が、ある日突然、「ありがとう」っていなくなってしまったんですよ。

そんなの、うまくいかなくなって当たり前です。

体の中ではものすごいことが起きている。それなのに、毎日過ごしていられる女の人は、本当にすごいんです。


だからね、手を抜いて、力を抜いて。**ふっと気がゆるんだら、温かい血流があなたを癒やしてくれます。**

ゆっくりで大丈夫。一緒に乗り越えていきましょう。

「がまんするのが当たり前」って、本当にそうでしょうか？

あなたは、「がまん」がクセになっていませんか？

女性が自分のことを後回しにしがちなのは、日本の悪しき文化ですね。

時代が変わってきたといっても、40代以上の方は、依然、そういう感覚の中で生きておられるのではないでしょうか。


だからこそ、どんなにつらくても、気分が悪くても、「私がしっかりしないと」と思ってしまう。みんな忙しいから、自分さえがまんすれば丸くおさまるから大丈夫、って。「俺がやってやってるんだ」みたいな威張った男の人の陰に隠れてじつはぜんぶ、家族の世話も親の世話もあなたがやっている。そうではないですか？

だけど考えてみてください。

なぜ、あなたばかりが自分を犠牲にしているのでしょうか。

あなただって、忙しいはずですよね。それなのに、家族が優先、自分のケアはその後っていうふうになってる。それで、ちょっとできないことが増えてきたら、「自分はもうダメだ」と思ってしまっていませんか。

いままでがんばってきたからこそ、自分のために時間を使うのに抵抗があるかもしれません。でも、長い時間ではなくて、たった1分の体操なら、どうでしょうか。ほんの1分です。自分でできて、お金もかからない。

こういう自分でちょこっとできるケアっていうのは、とってもいいんです。もちろん、重大な症状のときは病院へ行かなければいけません。でも、ちょっとした不調を感じたとき、少しでいいから自分をいたわる時間をつくってください。

手遅れになったら遅いですよ。即、病院です。それが、ちょっとしたことであなたの体を守れるのですから、やすいものです。

そうしようと思っても、きっと、責任感の強い人ほど「あと30分したら買い物に行かなきゃ」「明日の子どもの予定はなんだっけ」など、つねに自分以外のことをぐるぐると考えてしまうでしょう。

でもそうすると、せっかくケアをしても効き目は出ません。**体の表面は気持ちよくても、心がそこにない**から、本来はリラックスして優位になるはずの副交感神経が、そうなってくれないんです。

すると、どんなに血流をよくしようとしても、血管は「ゆるむものか」と緊張状態をガンコにつくり続けてしまいます。これが、お店でマッサージなどを受けても効き目が続かない人の原因です。

寝る前のハンドクリーム選びで、自分を取り戻す

自分の体をいたわっている時間くらい、ふっと力を抜いてみてください。だって、どうせやるなら効果があったほうがいいじゃないですか。

これにはコツがあって、体操をして指先にじわっとする感覚がきたら、「ああ、新鮮な血液がめぐっているな」、足首がほぐれてきたら「古い血液がおそうじされているな」など、**自分の体が受け取る反応を、一つひとつ味わう**ことです。

それが、その時間を大切にすることになり、ひいては自分自身を大切に

することにつながっていきます。

あとおすすめなのが、一日の終わりに手指を好きな香りのハンドクリームでマッサージすること。いい香りで癒やされて、自分の手を「よう使ったね、今日もありがとう」っていたわってあげることです。

このときのポイントは、毎日、どの香りにするかを「自分で選ぶ」こと。「今日はローズにしようかな、今日はラベンダーかな」って。**なんにもがまんせず、自分で好きに選ぶ**んです。人知れず無理のない楽しみでも、こうやって毎日自分で選択をしていくと、人生がぐっと豊かになります。

がんばりすぎのあなた。自分以外のためにずっとがまんしてきたあなた。そんなあなたにこそ、自分の意志をもって、自分自身をいたわってほしいのです。もう、がまんしなくていいんですよ。

心が素直になると、血流が元気にめぐり出す

自分だけのストレス、周りは気づいてくれない悲しさ。それを癒やす、とっておきの方法があります。

それは、**あなただけのストレス解消法を見つける**こと。

「ストレス解消法」と聞くと、何をしていいのかわからないと思う人もいるかもしれません。ですが、そんなに大きなことでなくていいのです。**「ちっちゃな心の潤い」**をこまめに入れていくことが、ものすごく大切です。

たとえば私の場合は、多肉植物。道の駅とかで280円くらいで売ってるちっちゃいのを買ってきて、並べて眺めるんですよ。深夜にいそいそと土の入れ替えとかして。そうしてたら、「入れ替えできた私、大好き！」ってなるんです。

あとは、ちょっと恥ずかしいんですが、家では大きなミッフィーのぬいぐるみを近くに置いています。柔らかいものって、癒やされるんですよね。疲れたときは、『ゴッドファーザー』を観ます。ぼーっと、おんなじシーンを何度もくり返して。子どもたちには「また？」って言われますが、だからこそいいんです。大好きなシーンにはいつだって感動できるし、「マイケルも頑張ってるんだから自分もがんばろう」って思えるんですよね。

そう、おわかりのとおり、これらは本当に純粋に、私だけのための行動です。なんにも役に立っていないし、なんにも生み出さない。

でも、それでいいんですよ。

だって、**よくあるリラックス方法を試しても肝心の自分が心からリラックスできなかったら、意味がない**でしょう?

「趣味を持て」なんてよく言われますが、料理教室だってゴルフだって、完全に自分のペースではできないし、気もつかうし。心からリラックスできることなんて、じつはそうそうないではないですか。

ただでさえ、がまんして人に合わせすぎる癖がついてしまっているのだから、リラックス方法まで他人に合わせないでください。家族のために料理を習おうかなとか、わざわざ気の合わない人と一緒にいなくていいんです。

本当に、小さなものでいい。自分だけで完結できて、自分のタイミングでできる小さなこと。それこそが、心を潤すエッセンスになりますから。

あなたはあなた。そろそろ自分ファーストにしても大丈夫

そのためのキーワードは、「**自分だけで完結できる楽しみ**」です。それをひとつでも持っておくことが大事。

対象がどんなことであっても、自分の好きなことに没頭できていれば、悪いストレスがなくなっていい血流がめぐってきます。

できないことは増えるかもしれないけれど、そのつらさを周りの人はちゃんとわかってくれないかもしれないけれど、大丈夫です。

あなたには好きなことがあるし、できることもたくさんあります。

そのくり返しでね、自分を好きになれるんですよ。
朝起きられなくて、体型も変わっちゃって、楽なゴムのズボンばっかり。
申し訳ないね、でもこれでもいいいか、っていうふうにね。

もうそろそろ、自分の快適さを一番に、そういうライフスタイルを選んで生きていいと思うんです。体にはたくさん避けようのないストレスがかかってきているのだから、自分ファーストにしても、もう大丈夫ですよ。

今の自分を見つめて、素直になって、心から好きなことに夢中になれる。
そういう人に、体のすべてを健康にするいい血流がめぐってくるのです。

おわりに

ここまで、血流をよくするための方法をお伝えしてきました。血流の大切さ、伝わりましたでしょうか？

歳を重ねると、もう本当に、できないことばっかり。やる気も体力も無限ではありませんね。だからこそ、この本でご紹介したさまざまなプチメンテナンスを習慣にして、どんどん健康になってほしいのです。

さて、実際のところ、あなたは「健康」ってどんな状態のことだと思っていますか。病気がまったくないことでしょうか？

医師である私は、「いいえ」と答えています。もちろん、病気がないに越したことはありません。でも、たとえ病気にかかっていたとしても、ご本人に生きようという思いや気力があれば、その人は健康だと言えます。反対に、人生の嫌なことすべてを病気や不調のせいにして、本来あるはずの生きる気力を失ってしまえば、その人は健康だとは言えません。

戦後、日本人の平均寿命は延び続けています。一方で、平均寿命と健康寿命の違いも注目を集めるようになりました。日本人の平均寿命から健康寿命を引くと、男性は約9年、女性は約12年、「自分ひとりの力では生きられない老後がある」という数字が出ています。

健康寿命の医学上の定義は、健康上の理由で日常生活が制限されることなく過ごせる期間のこと。誰の手も借りず、暮らせるということです。私はここにもうひとつの定義を付け加え、「生きる気力がみなぎっている期間」でもあると考えています。

では、あなたの健康を、健康寿命を守るのは、誰でしょう？

医者ですか？　家族ですか？

これも「いいえ」です。

健康は自分でつくるものであり、守るものです。あなたの体はあなたのもの。自分がいたわらなくて、どうするんですか。

それに、年をとったって嫌なことばかりではありませんよね。知恵もできたし、胆力も度胸もついた。そういう生きるためのソフト面のちから、「生きる技術」は確実に上がっていますよ。たとえばちょっと調子が悪い日でも、時短料理でラクできたらそれは立派な知恵です。

生きていると、視野が広がって、うまいことできるようになっていきます。自分に必要なものと必要じゃないものがわかってくる。

そんなふうに、イキイキと過ごすための基本が、血流なんです。

私がこの本を書いたのは、あなたの健康寿命を延ばすため。細胞の元気は、生きる気力の源です。

健康でいたいなら、血流がすべて。

本書があなたの健康寿命を延ばす一助となれれば、これほどうれしいことはありません。

富永喜代

[著者プロフィール]

富永喜代（とみなが・きよ）

富永ペインクリニック院長。医学博士。日本麻酔科学会認定麻酔科指導医。

地方の小さな漁師町、11坪7人家族で育つ。12歳のとき、父から「医者になれなければ女中になれ」と言われたことをきっかけに医者を志す。聖隷浜松病院で麻酔科医としてのキャリアを積み上げ、456gのベビーから100歳以上の高齢者、プロスポーツ選手まで、1日平均12人、のべ2万人を超える臨床麻酔実績を持つ（一般的な麻酔科医は1日平均2人）。呼吸と循環、「血流コントロール」のスペシャリストとして、全身の病気と「血流」の関係について豊富な知識を有する。2008年、「地方でも最新の医療が受けられるように」という志を持ち、愛媛県松山市で開業。臨床医学、東洋鍼灸医学、運動療法を組み合わせた独自のメソッドによる治療で評判を呼び、人脈ゼロ・資金ゼロの状態から開業3年で、女性院長のクリニックでは日本一、年間1万5千人の肩こり、頭痛に悩む人を治療するようになる。その確かな腕とユニークなキャラクターが話題を呼び、『おはよう日本』（NHK）、『中居正広の金曜日のスマイルたちへ』（TBS系）、など、メディア出演多数。YouTube『女医富永喜代の人には言えない痛み相談室』の登録者数は24万人、総再生数は5000万回に上る。主宰する『富永喜代の秘密の部屋』は医師個人が管理する日本最大級のオンラインコミュニティーである（会員数1.5万人）。SNS総フォロワー数は38万人。著書に『the rubber-tube stretch　こりトレ』（文藝春秋）、『気力をうばう「体の痛み」がスーッと消える本』（アスコム）などがある。

血流がすべて

血流コントロールの名医が教える
わずか1分でできる「すごい血流改善法」

発行日　2023年8月9日　第１刷

著者　富永喜代

本書プロジェクトチーム
編集統括　柿内尚文
編集担当　大西志帆
編集協力　天野由衣子（コサエルワーク）、佐口賢作
デザイン　轡田昭彦＋坪井朋子
イラスト　坪井朋子
校正　東京出版サービスセンター

営業統括　丸山敏生
営業推進　増尾友裕、綱脇愛、桐山敦子、相澤いづみ、寺内未来子
販売促進　池田孝一郎、石井耕平、熊切絵理、菊山清佳、山口瑞穂、吉村寿美子、矢橋寛子、遠藤真知子、森田真紀、氏家和佳子
プロモーション　山田美恵、山口朋枝
講演・マネジメント事業　斎藤和佳、志水公美

編集　小林英史、栗田亘、村上芳子、大住兼正、菊地貴広、山田吉之、福田麻衣
メディア開発　池田剛、中山景、中村悟志、長野太介、入江翔子
管理部　早坂裕子、生越こずえ、本間美咲
マネジメント　坂下毅
発行人　高橋克佳

発行所　株式会社アスコム

〒105-0003
東京都港区西新橋2-23-1　3東洋海事ビル
編集局　TEL：03-5425-6627
営業局　TEL：03-5425-6626　FAX：03-5425-6770

印刷・製本　中央精版印刷株式会社

Printed in Japan　ISBN 978-4-7762-1295-9

本書は、2014年12月に弊社より刊行された『1分間血流アップ体操で超健康になる！』を改題し、大幅に加筆・修正したものです。